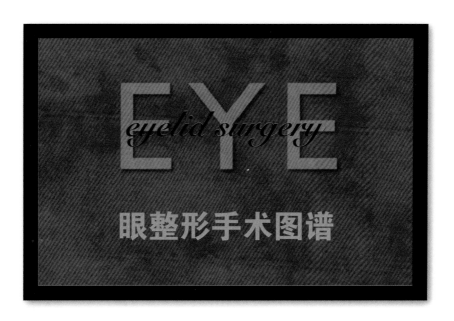

主　编：（日）美容塾

主　译：陶　凯　边志超　董红星

副主译：冀晨阳　陈晶晶　黄昭伟

　　　　谢立宁　安　翔

北方联合出版传媒（集团）股份有限公司

辽宁科学技术出版社

沈　阳

SELECT BIYOUJUKU GANKEN

© BIYOUJUKU 2009

Originally published in Japan in 2009 by KOKUSEIDO CO., LTD.

Chinese (Simplified Character only) translation rights arranged with

KOKUSEIDO CO., LTD. through TOHAN CORPORATION, TOKYO

©2021，辽宁科学技术出版社。

著作权合同登记号：第06-2017-286号。

图书在版编目（CIP）数据

眼整形手术图谱 /（日）美容塾主编；陶凯，边志超，董
红星主译.—沈阳：辽宁科学技术出版社，2021.1

ISBN 978-7-5591-1864-6

Ⅰ.①眼…　Ⅱ.①美…　②陶…　③边…　④董…　Ⅲ.①眼—
整形外科学—图谱　Ⅳ.①R779.6-64

中国版本图书馆CIP数据核字（2020）第202701号

出版发行：辽宁科学技术出版社
　　　　　（地址：沈阳市和平区十一纬路25号　邮编：110003）
印　刷　者：辽宁新华印务有限公司
经　销　者：各地新华书店
幅面尺寸：210mm×285mm
印　　张：18.25
插　　页：4
字　　数：400千字
出版时间：2021年1月第1版
印刷时间：2021年1月第1次印刷
责任编辑：陈　刚　凌　敏
封面设计：张金铭
版式设计：袁　舒
责任校对：尹　昭　王春茹

书　　号：ISBN 978-7-5591-1864-6
定　　价：248.00元

联系电话：024-23284363
邮购热线：024-23284502
E-mail：lingmin19@163.com
http://www.lnkj.com.cn

作者介绍

美容塾

菅原康志（自治医科大学整形外科教授）

1986年毕业于香川医科大学后，进入京东大学整形外科工作。曾于长庚纪念医院（中国台湾）、歌德堡大学（瑞典）留学，2001年起任现职。杏林大学医学部外聘讲师，医学博士。日本整形外科学会专家。

著有《常见骨科手术技术丛书——颅骨手术技术指导》《面部骨折的治疗》（克诚堂出版社）以及《骨科诊疗系列丛书》(克诚堂出版社) 等多部著作。

福田庆三（美真美容银座院长）

1985年毕业于名古屋大学医学部后，进入名古屋大学整形外科工作。曾于梅奥诊所（美国）、颅面修复重睑学院（美国）、普罗维登斯医院（美国）留学，曾任小牧市民医院整形外科主任、爱知医科大学整形外科讲师，2004年起任现职。日本整形外科学会专家。

岩平佳子（医疗法人社团胸部手术诊所院长）

1984年毕业于东邦大学后，进入东邦大学整形外科工作。曾于比利时大学（比利时）、迈阿密大学（美国）、艾莫瑞大学（美国）留学，2001年起任现职。东邦大学医学部外聘讲师，医学博士。日本整形外科学会专家。

著有《乳房重建专家手术要点》（南山堂出版社）、《供优秀整形外科医生借鉴的26个案例》（NHK 出版社）以及《骨科治疗系列丛书》（克诚堂出版社) 等多部著作。

主译简介

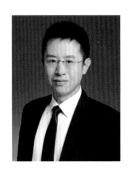

陶凯

    北部战区总医院烧伤整形科主任、主任医师、博士生导师。现任中国医师协会美容与整形医师分会常务委员、中华医学会整形外科学分会委员、中华医学会显微外科学分会委员、中国人民解放军医学科学技术委员会整形外科专业委员会副主任委员，《中国美容整形外科杂志》常务副主编，《Stem Cells International》国际编委，《中华显微外科杂志》编委，沈阳市医疗美容专业质量控制中心主任。主持各类基金7项，其中主持国家自然科学基金1项，先后在国内外期刊发表论文100余篇，其中SCI收录文章24篇（影响因子合计69.6329），主编专著14部。

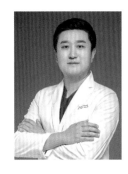

边志超

    沈阳创美荟医疗美容整形美容中心主任、副主任医师。曾于原沈阳军区总医院整形外科工作。擅长综合眼整形、综合鼻整形、面部除皱、内窥镜双平面隆胸、吸脂及脂肪移植、注射美容、整形失败案例修复、奥美定注射隆胸假体取出术、体表肿物切除与修复、瘢痕手术治疗等。现任中华医学会整形外科学分会肿瘤整形外科学组委员、中国康复医学会修复重建外科专业委员会美容外科学组委员。

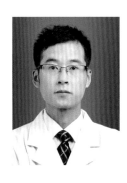

董红星

    沈阳星和整形医院创始人、院长，毕业于中国医科大学。国内BIO美眼综合开创者，被誉为国内著名五官精雕青年专家中的佼佼者之一。从业20余年,对眼部轮廓、眼睑修复、眼部皮肤结构等整形技术均有独特的见解，尤其是对重睑修复等手术，有着丰富的临床经验，累计完成眼部整形及修复案例3万例以上。多次获邀赴韩国、日本等地讲学。

副主译简介

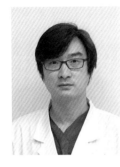

冀晨阳

广州颜所医疗美容门诊部整形外科医生、医学硕士。曾于中山大学孙逸仙纪念医院整形外科工作。擅长眼、鼻、颏等部位美容手术。以第一作者或共同作者先后在国内外专业期刊发表论文30余篇，其中有9篇第一作者论文被SCI收录。参译《整形外科案例解析》《腹壁整形美容外科》等著作。

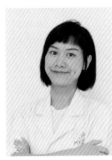

陈晶晶

美莱医疗集团主治医师、美容主诊医师，先后在韩国、日本进修，属于知识全面、技术权威的专家。独创的三联活性脂肪童颜术、青春支架植入术以良好的效果获得同行认可。在国内外发表论文10余篇，拥有多项国家专利技术。现任北大医学出版社《中国整形美容外科手术教程》编委、中国性学会私密整形分会委员、美国整形修复再生协会（International Society of Plastic & Regenerative Surgeons，ISPRS）国际会员。

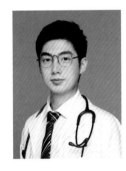

黄昭伟

中山大学附属第一医院整形外科专业医生、医学硕士。从事医学相关行业10余年，具备专业的审美观及美学素养。擅长眼部精细化手术、眼整形修复手术、眼周年轻化手术（包括内外切眼袋整复术、眶隔脂肪释放术、泪沟填充术）等整形美容手术。

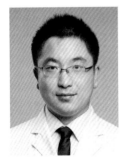

谢立宁

南京医科大学附属友谊整形外科医院整形外科主治医师，日本九州大学大学院医学研究院外科学系博士、美国哈佛大学附属布列根和妇女医院整形外科博士后、清华大学医用工程学博士后，曾经获得比尔·盖茨基金会全球"探索大挑战"项目资助。现担任中国修复重建外科专业委员会皮瓣外科专业组委员、中国整形美容协会会员、中国整形美容协会眼鼻综合医学美容专委会委员等职。在各类杂志上发表文章30余篇。

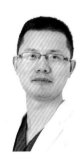

安翔

琅梵医疗美容集团技术总监。毕业于滨州医学院，先后于第三军医大学、八大处整形外科医院和上海九院研修眼部整形美容，首次提出眼部"自上而下，九步美学评估"的设计原则。擅长眼周年轻化、动态眼神、仿生鼻整形和自体脂肪填充。

译者简介（按姓氏笔画排序）

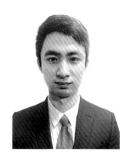

刘书昊

　　中国医科大学附属口腔医院及沈阳友谊医疗美容医院专科医生。2012年毕业于沈阳医学院临床医学系。专注颅颌面美学测量及面部整形美容手术。获得"咬合面定位下颌角截骨引导器""外鼻侧貌角度估算尺"和"隆颏假体厚度估算尺"等6项实用新型专利。

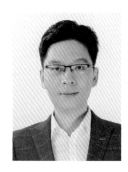

江灵

　　重庆大学附属中心医院整形外科副主任医师，重庆市美容外科主诊医师，中国整形美容协会颅颌面外科分会会员。从事整形外科10余年，擅长面部轮廓、眼鼻整形及先天性小耳畸形耳廓再造等。

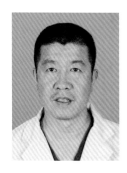

刘玉虎

　　毕业于锦州医学院，副主任医师、美容外科主诊医师。从事临床工作20余年，发表国家论文多篇，获盘锦市科研进步奖3项。擅长烧伤救治、创面修复、各种皮瓣的临床应用、手外伤救治、眼鼻整形美容手术及微整形等。

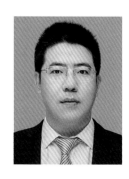

杨明锋

　　太原丽都整形美容医院美容外科业务院长。毕业于南方医科大学，曾于韩国BK东洋整形医院研修，曾应邀出席第18届世界美容医学大会、韩国五官整形新技术峰会等国际学术会议。独创超微系列重睑术，擅长眼部综合定制及眼部年轻化的综合设计。其手术特点以精细、微创、自然著称，深受业界好评。

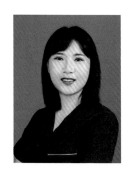

刘畅

　　大连瑞丽医疗美容医院院长，美容外科主诊医师，曾任职于三甲医院烧伤外科、显微外科，具有丰富的临床经验。多年专注于眼部整形、眼部修复整形、鼻综合整形及脂肪类整形领域，深受广大女性求美者的认可，是集手术、咨询、管理三位一体的专业医生。

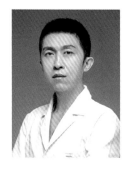

张晨亮

　　创美荟医疗美容整形美容中心主诊医师，医学硕士。擅长眼综合、鼻综合、体形雕塑、乳房整形、微整形等。

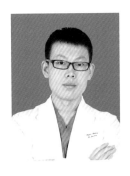

金元

　　北部战区总医院烧伤整形科专业医师，医学硕士。擅长眼部整形美容、鼻部整形、耳廓畸形修复、体表创面修复、脂肪移植、体表肿物切除和美容修复、注射美容等。

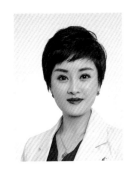

唐立影

　　大连九铭医疗美容诊所院长，毕业于哈尔滨医科大学。留学于美国、韩国，并独创九型气质美学体系，真正地做到了无设计不操作、美学加医学的完美融合，擅长面部修复重睑、假体隆鼻、全面部脂肪填充等。

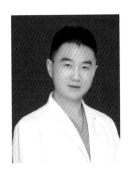

郑殿龙

　　2006年毕业于锦州医科大学临床医学系，整形外科副主任医师，美容外科主诊医师，具有丰富的临床经验。现任中国医师协会美容与整形医师协会委员、中国医师协会整形美容协会面部管理专委会委员。擅长五官标准化设计、眼综合和鼻综合、面部年轻化管理、微整形注射、胸部综合手术和形体雕塑等。

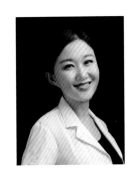

唐颖

　　大连九铭医疗美容诊所主诊医生，整形外科主治医师。毕业于大连医科大学，后于多地求学进修。擅长将非手术与手术结合的理念付诸面部年轻化手术中。擅长眼周年轻化手术、脂肪填充、微整形等。

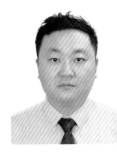

郎劲松

　　毕业于大连医科大学整形外科专业，硕士研究生。曾任三甲医院科主任、国际整形连锁医院技术院长。在眼部美容手术、失败眼部手术修复、先天及后天眼部畸形修复的治疗方面有较高的造诣。现任中国整形美容协会眼整形分会青年委员、中国美容整形协会精准医学学会鼻整形分会委员、中国中西医结合协会面部年轻化分会委员、中国整形协会瘢痕医学分会青年委员。

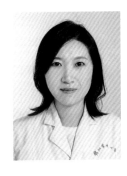

路璐

　　锦州市中心医院亚东眼病医院眼整形美容专科主任。硕士学位，主任医师。毕业于西安第四军医大学医学美容专业，辽宁省整形美容外科主诊医师。擅长治疗性外科手术、眼部整形美容手术、美容手术失败修复手术、微整形、纹绣术。完成各类眼整形及美容手术过万例。

前　言

对于从事手术的外科医生来说，美容外科手术虽然伴随着风险，但确实是美好而且充满魅力的领域。将天造地设之人重新整形美容，这种向自然之力挑战的心绪与对生命的敬畏之念交织在一起，令人总有诚惶诚恐之感，这种感觉常常无法用语言来形容。

尽管手术效果可以令人称奇，但实际上手术难度可能极高，而且随着手术种类和手术方式的增加，未知领域正在不断扩大。在这种情况下，前辈们的忠告、教科书、文献等会对医生们的进步大有裨益，但医生们仍然希望以更直接的方式进行知识的交流与分享。在这种情况下，自2002年起，对美容外科手术感兴趣的医生们聚集在一起，发起了"美容塾"研修会，在此深入探讨各种案例和经验，一点一滴地整理出针对亚洲人的美容外科手术术式。

在此，我们将迄今为止在"美容塾"获得一致意见的术式与理念加以归纳整理，以"美容塾教材"的形式出版。实际上，通过此书使美容外科手术系统化还差之甚远，但我们的初衷是尽量通俗易懂地阐述内容，并配以图示和实例照片，以便于读者理解和掌握手术操作。

本书全面系统地介绍了眼部整形手术的操作技巧和并发症的防治：第1章介绍了眼睑解剖；第2章介绍了手术技巧，按上下眼睑分类，介绍了埋线重睑术、小切口重睑术、全切开法重睑术、上睑下垂矫正术、上睑凹陷的矫正术、"卧蚕"成形术、下睑下至术等操作；第3章介绍了眼部二期修复手术的方法；第4章结合21个案例介绍了上述眼整形手术的具体操作。

美容外科手术首先是医疗领域的一项技术，同时需要具备更多的艺术天分。其中需要具备审美的能力、执着的精神和精进的干劲，还需要具备与循证医学（EBM）理论相反的匠人精神。虽然仅通过书籍很难准确表述和传递出这种精神层面的精髓，但是希望通过阅读本书，能够提高各位整形美容工作者的技术水平，并通过不断的训练和实际运用，熟练掌握相关的操作技术和设计方法，以满足患者的需要。如能达到此目的，我们将不胜荣幸。

在本书即将付梓之际，承蒙龟井真先生（共同创立美容外科宇都宫院）的大力帮助和指导，在此我们深表感谢！

最后，在本书完成之际，我们为克诚堂出版社大泽王子氏先生的贡献深表谢忱！

全体作者

目　录

第3章 眼部二期修复手术

第4章　临床案例 ·······················223

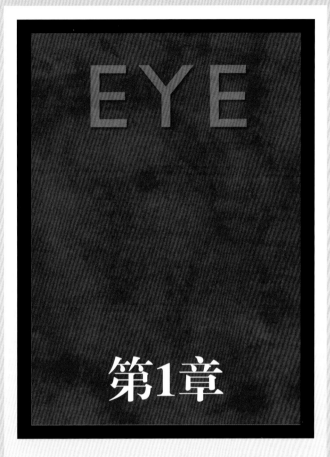

EYE

第1章

眼睑解剖

1 眼睑的皮肤、肌肉和脂肪组织

眼睑的皮肤薄，其深面与眼轮匝肌紧密贴附，不易分离。眼轮匝肌的深面结构依次是：睑板、眶隔、眶骨，这些组织和眼轮匝肌间有一层含有疏松结缔组织的脂肪层，因此比较容易剥离。这一层脂肪组织在睑板前称为睑板前脂肪，在眶隔前称为眶隔前脂肪，厚度较薄。脂肪组织延续至眶骨逐渐增厚，在眶上缘称为眼轮匝肌后脂肪（Retro-Orbicularis Oculi Fat，ROOF），在眶下缘称为眼轮匝肌下脂肪（Sub-Orbicularis Oculi Fat，SOOF）（图1-1-1）。

沿着眼轮匝肌和眶隔之间分离可以分别到达眶上缘和眶下缘。沿眼轮匝肌深面向上剥离至眶上缘，骨膜上方即为ROOF。同样，剥离至眶下缘，可以看到SOOF。ROOF在额肌收缩时沿眶上缘骨膜滑动，辅助额肌收缩，带动眉毛的运动。由于ROOF的外侧比内侧发达，随着年龄的增加，额肌松弛，外侧的眉毛更容易下垂。

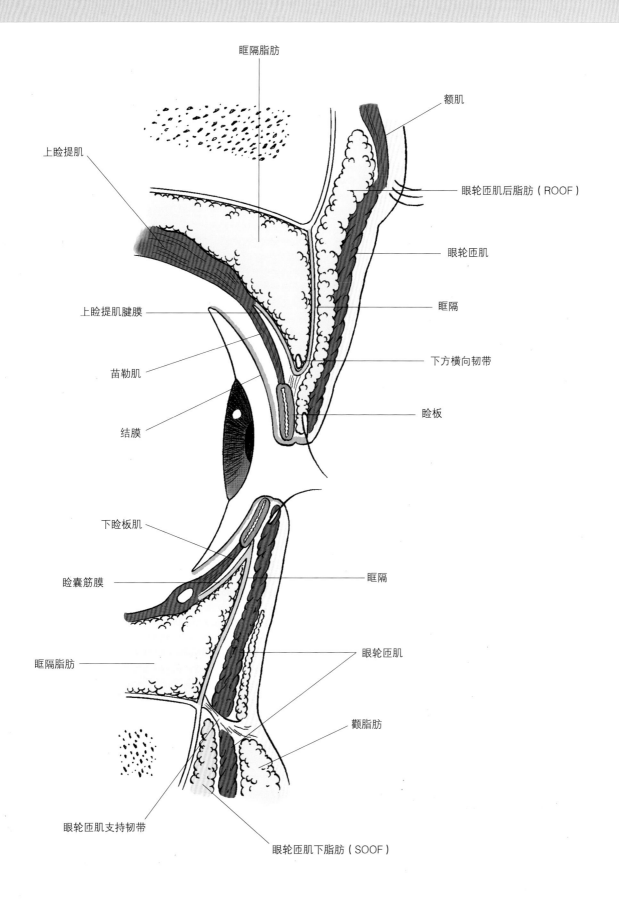

眶隔脂肪

额肌

上睑提肌

眼轮匝肌后脂肪（ROOF）

眼轮匝肌

眶隔

上睑提肌腱膜

下方横向韧带

苗勒肌

睑板

结膜

下睑板肌

睑囊筋膜

眶隔

眶隔脂肪

眼轮匝肌

颊脂肪

眼轮匝肌支持韧带

眼轮匝肌下脂肪（SOOF）

图1-1-1 眼睑横断面示意图

上睑提肌从眶上壁后方向前延伸，至眼睑处移行为腱膜，随后向上翻转为眶隔。在转折处，存在下方横向韧带（图1-2-1），起到幅度调节作用。

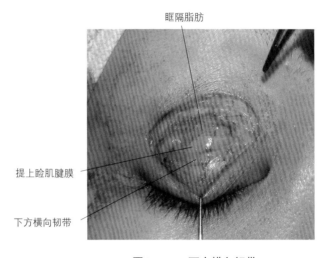

图1-2-1　下方横向韧带

横向切开眶隔，用皮钩向下牵拉睫毛侧切开皮肤。上面是眶隔脂肪，下面是上睑提肌腱膜，纤维条索（下方横向韧带）牵拉着上睑提肌腱膜

下方横向韧带可呈细长带状，也可呈薄膜状。上睑提肌腱膜在此翻转处附着于睑板上，这种附着不是固定且不可伸展的，而是有一定程度的"灵活性"。因此，即使固定了睑板，上睑提肌腱膜也可以收缩；即使睑板不动，腱膜也可以上移；同时，即使睑板固定不动，上睑提肌腱膜也可以下移（图1-2-2）。

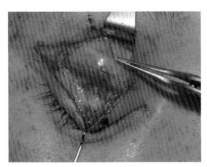 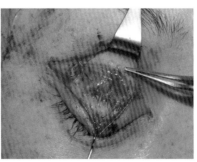 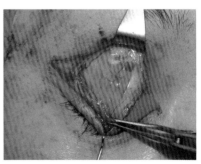

（a）切开眶隔，显露上睑提肌腱膜。皮钩向下牵拉睫毛缘，保持闭眼。镊子所示处为上睑提肌移行为腱膜处

（b）用皮钩牵拉眼睑保持眼睑闭合，同时做睁眼动作。上睑提肌腱膜和睑板的结合处受到牵拉，上睑提肌腱膜移行处向上移动

（c）睑板保持闭合状态，向下牵拉上睑提肌腱膜。上睑提肌腱膜和睑板的结合部位向下滑动，腱膜移行处也向下移动

图1-2-2　上睑提肌腱膜与睑板的附着

▓腱膜性上睑下垂的发病原因

当上述结构"灵活性"增大或者腱膜本身的伸展性变强，上睑提肌的收缩力不能传达至上睑，睁眼力量减弱，就造成了腱膜性上睑下垂。进行切开重睑术时，如果在去除睑板前组织时，破坏了睑板和上睑提肌腱膜的连续性，也可造成腱膜性上睑下垂。存在于眶隔后的眶隔脂肪比眶隔更接近上睑提肌腱膜，可以在上睑提肌腱膜滑动时起到润滑的作用。如果眶隔脂肪遭到破坏，在眶隔脂肪和提肌腱膜间发生粘连，阻碍睁眼运动，也可能造成上睑下垂。

▓苗勒肌

苗勒肌在上睑提肌腱膜的后方，附着于睑板上缘。上睑提肌受动眼神经的支配，苗勒肌受交感神经支配。苗勒肌在交感神经的刺激下收缩并开大眼睑。

▓重睑的机制

睁眼运动时，上睑提肌腱膜和眶隔向后移动，腱膜翻转部和睑板处与皮肤间连接紧密，因此，睑板前的皮肤随着睑板向上移动。而由于眶隔前脂肪的存在，眶隔和眼轮匝肌间连接疏松，睁眼时，睑板上方眶隔前的皮肤相对运动幅度较小，二者之间皮肤折叠形成重睑。相反，如果睑板前脂肪较多，睑板和腱膜翻转部与皮肤连接松散，睁眼运动时睑板前的皮肤和眶隔前皮肤一同向上移动，无法形成重睑，从而表现为单睑。

重睑者重睑区睫毛缘至重睑线之间的皮肤与睑板、腱膜间的连接十分紧密（图1-2-3）。由于存在这种皮肤与睑板间连接紧密的情况，因此睫毛缘至重睑线间的距离，在睁开上睑和闭合上睑时均相同。睁开上睑时重睑线的上移距离和睑板的上移距离相同，重睑线加深。

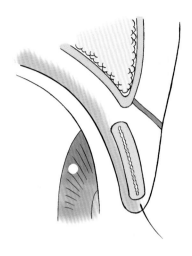
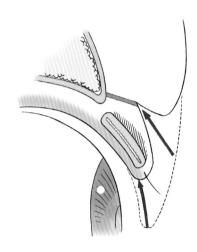

（a）与上睑的眶隔前部位相比，上睑提肌腱膜–眶隔的翻转部和睑板前面部位与眼轮匝肌和皮肤间的连接更加紧密，形成重睑线

（b）上睑提肌腱膜和睑板前部位与皮肤的连接较强，睁眼时睑板上提的幅度和重睑线上提幅度相同，重睑线加深

图1-2-3　睑板前组织连接紧密形成重睑

即使采用手术的方法使皮肤与睑板和腱膜间连接增强进而得到重睑的外观，也和自然形成的重睑不同。自然形成的重睑（图1-2-4）和术后皮下瘢痕很少的重睑，睑板前的皮肤会向睑板下方适当滑动，如同手风琴的褶皱一般。这时连接更为松散的眶隔前皮肤相对下垂，也表现为重睑，而且外观更为自然。

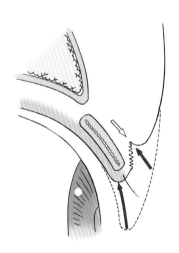

图1-2-4　自然形成的重睑

由于上睑提肌腱膜和睑板前方与皮肤间存在"灵活性"，睁眼时，睑板前的皮肤向睫毛缘侧下降，折叠形成如手风琴样外观。连接松散的眶隔前皮肤，在睑板前相对下垂，形成重睑

3 下睑

　　下睑的构造可以理解为上睑构造的镜像。睑囊筋膜相当于上睑提肌和上睑提肌腱膜。睑囊筋膜也是由肌肉移行而成的筋膜，但其肌肉部分被脂肪组织浸润（沉着）较多，筋膜部分较薄且没有类似上睑的白色结构，肌肉和筋膜的移行区不明显。睑囊筋膜在靠近睑板处向下翻转，形成下睑的眶隔。睑囊筋膜与眶隔之间有眶隔脂肪存在。下睑也有横向韧带存在，于眶隔前自内眦处向外下方走行，但没有类似于上睑的眶隔翻转处。横向韧带的上方眶隔厚且张力强，按压眶隔脂肪，眶隔脂肪不易膨出；其下方的眶隔薄且张力弱，眶隔脂肪易膨出。横向韧带下方的眶隔脂肪，内侧部和中央部易膨出；其上方的眶隔脂肪，外侧部易膨出。眶隔沿眶下缘走行并附着于其上。眶隔脂肪前面有眶隔前脂肪、眼轮匝肌和皮肤。从眶下缘开始，向其前方皮肤走行的纤维组织称为眼轮匝肌支持韧带，此韧带与作为下睑和颊区交界线的眼轮匝肌以及皮肤一起发挥固定眶下缘的作用（图1-3-1）。

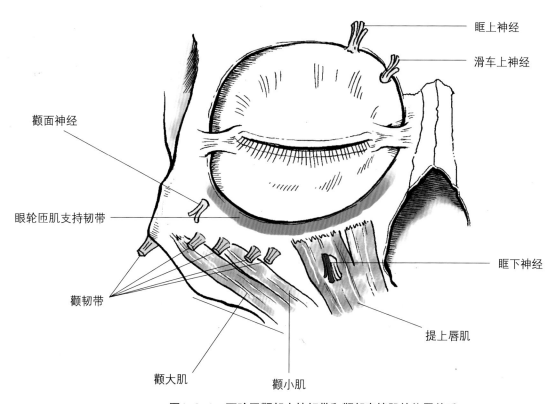

图1-3-1　下睑区颧部支持韧带和颧部表情肌的位置关系

眶下神经穿过提上唇肌

眼轮匝肌支持韧带下方的SOOF覆盖于颧骨和上颌骨骨膜浅面，其表面覆盖眶部眼轮匝肌。在颧部眼轮匝肌前有一层厚厚的皮下脂肪，称为颧脂肪垫（Malar Fat）。眶下缘的下方颧骨和上颌骨表面附着提上唇肌、颧大肌和颧小肌。表情肌附着部位称为颧弓韧带（Zygomatic Ligament），属于支持性韧带（Retaining Ligament），该韧带贯穿颧脂肪垫直达皮肤。

■ 下睑的衰老

随着年龄的增长，下睑的眶隔变得松弛，眶隔前眼轮匝肌张力减低，眶隔脂肪向前膨出形成眼袋。由于眶隔下缘有眼轮匝肌支持韧带，于是在其附着的皮肤表面形成沟状凹陷。这个沟就是下睑和颊部的分界线，年轻人的分界线位置和眶隔下缘高度基本一致，随着年龄的增长，眼轮匝肌支持韧带逐渐松弛，分界线位置低于眶隔下缘。因眼轮匝肌支持韧带附着而在内侧产生的凹沟称为睑颊沟（泪沟），由内眦开始向外下方走行。外侧的称为睑颧沟（Palpebro-Malar Groove），沿眼眶下缘向外上方走行。延续泪沟外侧向外下方走行的称为中颊沟（Mid-Cheek Groove），此处为颧弓韧带附着而产生的凹陷。随着年龄的增长，几乎所有人都会产生泪沟。泪沟逐渐向外侧延伸，形成睑颧沟和中颊沟。有人认为睑颧沟和中颊沟是单独存在的，也有人认为二者是相同的（图1-3-2）。

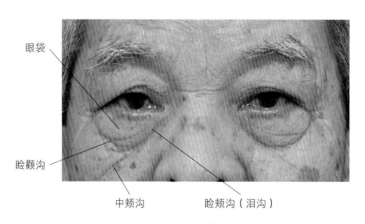

图1-3-2　下睑的衰老

随着年龄的增长，中面部皮下脂肪减少，软组织松弛，在重力作用下无法很好地维持原有的形态。在站立情况下，中面部软组织和脂肪结构向下方松垂，伴随着下睑皮肤的变薄，眼袋变得明显。

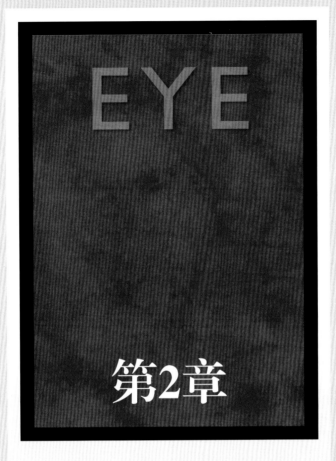

EYE

第2章

手术技巧

■适应证　　单纯单睑或小重睑希望增加重睑线宽度者。

■设　计　　设计重睑线，可使用泪道探钩模拟重睑宽度。嘱患者闭眼，用探钩固定上睑皮肤，嘱患者睁眼（图2-1-1）。

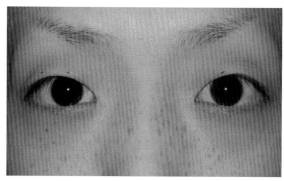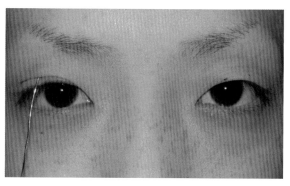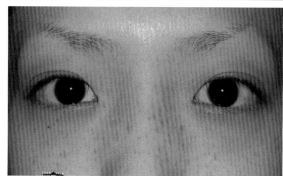

a	b
c	

（a）术前

（b）使用探钩模拟重睑，用探钩保持睁眼时上睑皮肤的移动距离

（c）术后4个月，形成开扇型重睑

图2-1-1　一针固定法埋线重睑术

此时，随着上睑的移动，用探钩轻轻上压，探钩高度与睁眼时上睑移动距离相同。探钩按压时不可过于用力。如果用力按压探钩，重睑线被压向上方，高于睑板上缘，最后实际得到的重睑宽度比模拟的重睑宽度窄（图2-1-2）。

如果按压力度过大，上睑全层上抬，模拟的重睑宽度会比实际宽度宽出更多。

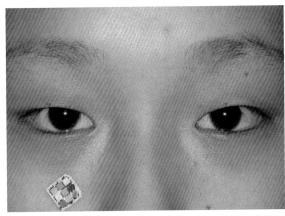
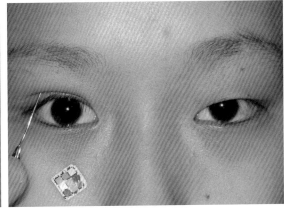
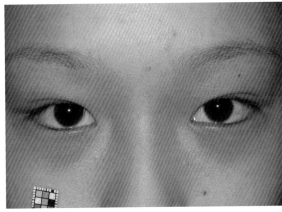

```
a | b
 c
```

（a）术前

（b）模拟时用力向上按压探钩

（c）术后3个月，形成开扇型重睑

图2-1-2　一针固定法埋线重睑术：用力按压探钩模拟重睑线的案例

术前设计要点：嘱患者在镜中双眼平视，收缩额肌上抬眉毛。如果不看镜子睁眼，少数患者无法上抬眉部。

（^–^）用探钩上压皮肤模拟重睑时，如果不是让患者从镜中观察，而是术后用数码相机拍摄照片给患者看，患者会感觉重睑线较镜中看到的要窄。

方法：用笔在探钩放置位置画线。画线方向与上睑皮肤横向走行一致。重睑的设计线，内侧较低，向中央延伸逐渐变高；外侧可以平行走行或略微下降。将内眦到外眦的距离用2个点进行3等分。2个点间距离为8~10mm。结膜侧的进针点在睑板上缘下方1mm处，与皮肤侧相同均为内外眦距离3等分处。

麻　醉　角膜表面采用表面麻醉，用滴眼液进行麻醉。在上睑标记的2个点处采用30G针头进行皮下和睑板上缘结膜侧的局部浸润麻醉。为减轻术后肿胀，可适当减少麻醉剂量。4个点注射的总麻醉剂量为0.1mL即可。

■手术步骤　1. 在皮肤上做小切口

　　用11号手术刀沿术前设计的重睑线上标记的2个点切开1mm长的切口。用眼科剪沿小切口探入，完全剪开真皮层以备将结扎线结埋入眼轮匝肌内。用显微镊夹出少量眼轮匝肌并剪除，以便于将缝线埋至深处。

2. 埋置缝合线

　　采用19mm、3/8弧双圆针带7-0尼龙线进行缝合。翻转上睑睑板，插入睑板保护器保护眼球。以右利手手术者为例，进针点为右眼的睑板结膜侧睑板上缘下方1mm的外1/3处，沿外侧的皮肤切开处出针。从进针的睑板结膜同侧再进1针，沿睑板向内侧水平走行约10mm，从睑板侧睑板上缘下方1mm的内1/3处出针（图2-1-3）。

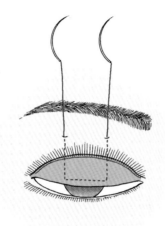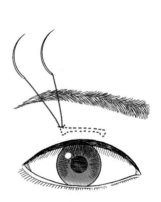

（a）在眼睑3等分的2个点，从睑板上缘下方　　（b）沿真皮下从内侧向外侧的小切口方向走
　　1mm的结膜侧分别刺入带7-0尼龙线的双　　　　　行后出针
　　针，沿皮肤侧预先设定的重睑线出针

图2-1-3　一针固定法埋线重睑术

　　从内侧的同一点再次进针，沿皮肤侧的切口出针（图2-1-3a）。之后将从内侧皮肤穿出的缝针再次从出针的切口刺入，从外侧的皮肤切口穿出（图2-1-3b）。

　　注意缝线要穿过眼轮匝肌，同时肌肉浅面缝线沿真皮下或真皮内走行，不要刺破表皮（图2-1-4）。

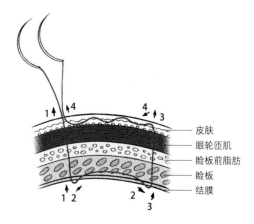

皮肤
眼轮匝肌
睑板前脂肪
睑板
结膜

图2-1-4　缝线走行示意图

沿1、2、3、4的顺序进针和出针。沿皮肤侧水平走行时，带少量真皮层组织一起缝合

左侧眼睑从结膜内侧开始，缝线分别沿结膜和皮下走行，2条缝线同右侧一样从外侧皮肤的切开处出针。

3. 线的结扎

结扎时需轻柔，且用力均匀。结扎时，以内侧皮肤切口轻度凹陷为宜。如果结扎过于用力会造成睑板受压弯曲，且产生抵抗会造成上睑下垂；如果结扎过于宽松，虽然术后肿胀小，形态自然，但重睑线易变浅，重睑宽度比设计时变小。结扎线结至少需要三重结扎，这样在术后早期松脱概率小。为了减少线结松脱的发生概率，可以结扎四重（图2-1-5）或五重。

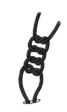

图2-1-5　四重结扎

4. 特殊的结扎方法

随着结扎次数的增多，结扎部位线结变大。也有结扎线结较小，且不易松脱又能将2条线结扎在一起的方法。基本操作过程如下：

将2根线合成1股，围成线圈状。结扎线圈前，将显微镊的尖端从圈环内通过（图2-1-6a）。

一边注意不要将线结结扎，一边用镊子将线结沿皮肤的切口方向下滑，当线结到达皮肤切口时，结扎线结，拔出镊子的尖端。这样的话，2条线就变成1条线，形成单结。为了保险起见，可将2条线再相互打结（图2-1-6b、c）。这样的话，线结很难松脱。

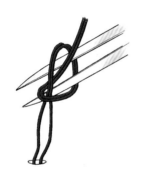

（a）将2根线合成一股做单结，
显微镊尖端从圈环内插入

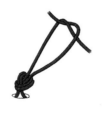

（b）2根线在一起结成单结，再
将两线相互打结

（c）使用这种方法，线结小
且不易松脱

图2-1-6　不易松脱的结扎法

5. 线结的埋入

为了不残留断端，剪除结扎线尾端。用镊子向上牵拉外侧皮肤切口，确保将结扎线埋入皮下。外侧皮肤出针时，如果夹带真皮侧致使线结无法埋入皮下时，可将线拔出后重新缝合。

6. 重睑的确认

当两侧线结扎完成后，请患者取坐位，确认重睑效果。

（ˆ﹏ˆ）如果缝线过紧导致上睑下垂，应立即剪断缝线重新缝合。

7. 止血

此种手术方法术后出血的情况十分罕见，有时可能发生深部出血（图2-1-7）。无论是哪种出血，都可以采用压迫的方法止血。

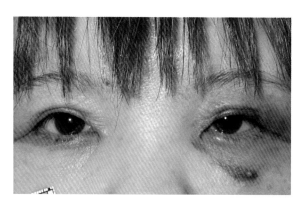

图2-1-7 埋线法术后深部出血
术后1周发生十分罕见的严重深部出血

▨**术后护理** 术后当日可行上睑部冷敷，减轻术后肿胀。

●本术式的优缺点、术后注意事项和预后

- 术后很少出现设计之外的重睑线。但是如果松弛皮肤过多，可能出现重睑线变高导致睫毛侧的褶皱变浅。重睑线消失是最常见的问题。重睑线消失的发生率在术后1年约为20%，术后5年约为50%。设计重睑线时位置过高、上睑皮肤及眼轮匝肌过厚、眶隔脂肪过多下降至睑板前等，都会增加重睑线消失的可能性。
- 埋入的线结透过皮肤显露或隐约可见也是常见的问题（图2-1-8）。尽量减小线结，将线结埋入眼轮匝肌深面等细节操作，均可以减少其发生率。
- 其他的并发症还有缝线外露、粉瘤、结膜囊肿和感染等。
  案例展示见图2-1-9~图2-1-13。

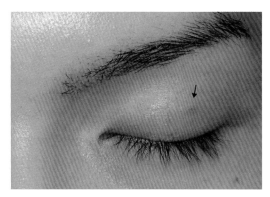

图2-1-8 结扎线透皮显露或隐约可见

闭眼时，可以看见埋入固定线的线结（箭头处）

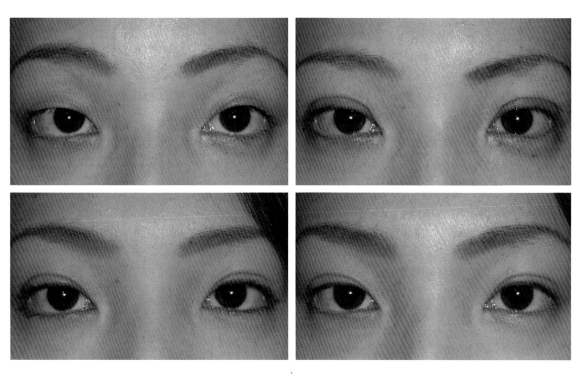

（a）术前，重睑线较浅，皮肤遮盖至睫毛缘下方	（b）术后即刻
（c）术后1周，重睑线下方皮肤水肿	（d）术后2周，皮肤水肿逐渐消失

图2-1-9 案例1

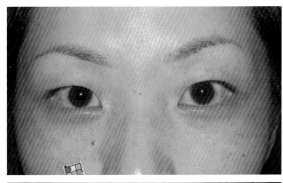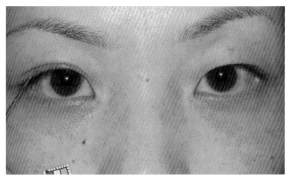

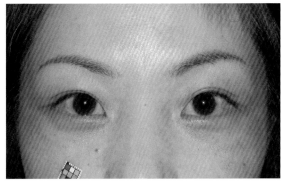

```
a | b
c |
```

（a）术前，睁眼力量较强

（b）术前设计，平行型重睑

（c）术后3个月，平行型重睑

图2-1-10　案例2

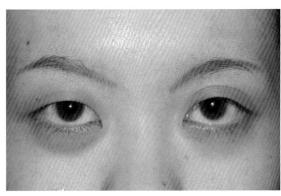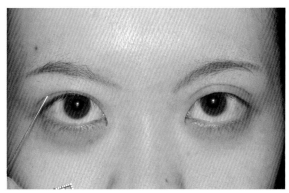

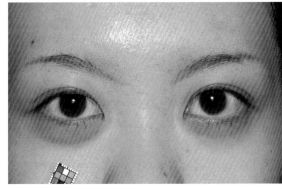

```
a | b
c |
```

（a）术前，内眦赘皮严重

（b）术前设计，平行型重睑

（c）术后6个月。一针埋线法无法在内侧维持较高的重睑线，对于内眦赘皮发达的患者，最后形成开扇型重睑

图2-1-11　案例3

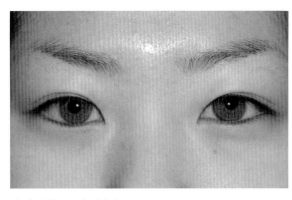
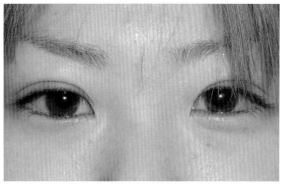

（a）术前，开扇型重睑　　　　　　　　　　（b）术后3个月，重睑宽度增加

图2-1-12　案例4

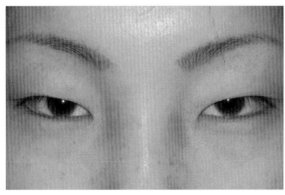
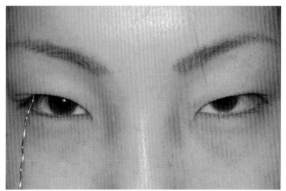

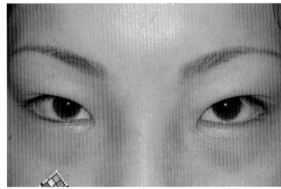

a	b
c	

（a）术前，单睑症，内眦皮肤下垂明显

（b）用探钩设计重睑

（c）术后3个月，眼尾可见轻度重睑线

图2-1-13　案例5

2 两针固定法埋线重睑术

■**适应证**　　　同一针固定法埋线重睑术基本相同，适用于以下几种情况：①适用于单纯单睑或者小重睑希望增加重睑线宽度者，特别适用于希望增大内侧重睑宽度者（图2-2-1）。②由于上睑皮肤松弛而外侧重睑线被遮盖者（图2-2-2）。③既往接受一针固定法埋线重睑术后重睑线消失者。④重睑线容易消失者，如皮肤松弛严重者（图2-2-3）。

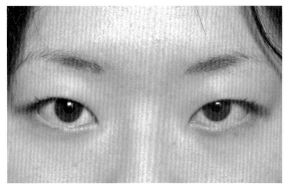
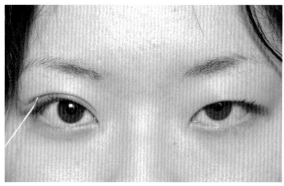
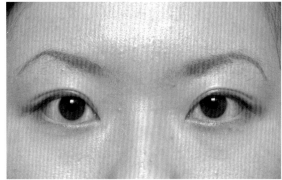

a	b
c	

（a）术前

（b）术前设计平行型重睑。探钩由中央向外侧放置，由于内侧重睑线反折弱，内侧睫毛缘的皮肤被遮盖

（c）为加强内侧重睑线的褶皱，采用两针法埋线重睑术，术后4个月

图2-2-1　希望增大内侧重睑宽度的案例

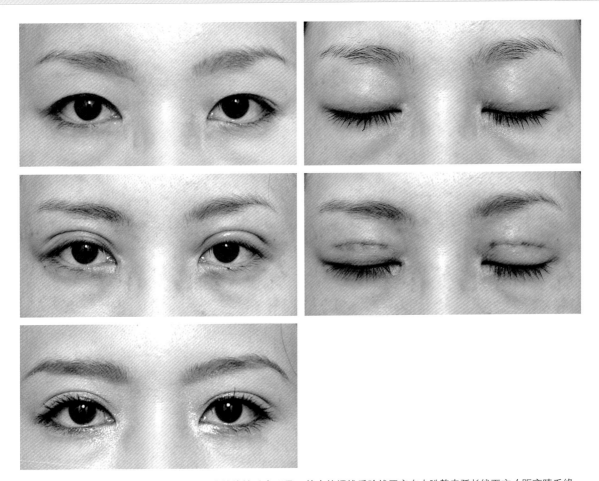

a	b
c	d
e	

（a、b）术前外观。闭眼时，埋线的线结透皮可见。前次的埋线重睑线固定在内眦赘皮延长线下方（距离睫毛缘7mm），形成了开扇型小重睑，描画眼线后，看起来与内双类似，给人以眼神锐利之感

（c、d）术后即刻睁眼和闭眼外观

（e）术后2个月外观

图2-2-2　采用两针埋线法，将既往埋线法做出的开扇型重睑改为平行型重睑的案例

患者既往曾行两针法埋线重睑术。为了使重睑看起来更柔和，同时不对内眦赘皮进行改变而做出平行型重睑，遂在距离睫毛缘14mm高处、内眦赘皮的上方行两针法埋线重睑术

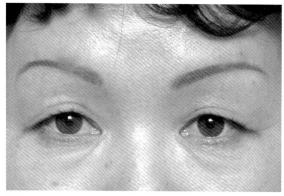
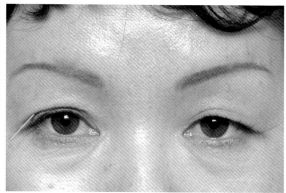
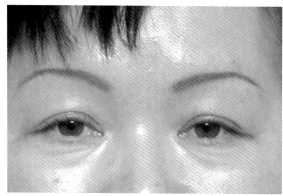

a	b
c	

（a）术前。重睑线较浅，外侧皮肤松弛严重

（b）使用探钩将外侧松弛部上提

（c）术后5个月

图2-2-3　皮肤松弛严重的案例

■ **设　计**　　　　重睑线的设计与一针法埋线重睑术相同，使用探钩设计重睑线并用记号笔标记。设计重睑线的走行方向和上睑皮肤的横向皮纹走行一致。对于希望加大内侧重睑幅度的患者，内侧的重睑线可不与皮纹平行而与睫毛缘平行。开扇型重睑和平行型重睑形态的不同是由最内侧点与内眦赘皮延长线的位置关系所决定的。如果最内侧点位于内眦赘皮延长线上方，则形成平行型重睑。如果最内侧点位于内眦赘皮延长线下方，内侧重睑被遮盖，则形成开扇型重睑。标记后，将从内眦到外眦的标记线用4个点进行5等分，4个点间的距离约为5mm。

■ **麻　醉**　　　　采用表面麻醉滴眼液行角膜表面麻醉，在上睑的4个标记点处的皮下和睑板上缘的结膜分别用30G的针头行局部浸润麻醉。

■ **手术步骤**　　**1. 切开4条小切口**

　　　　用11号手术刀，在所设计重睑线上的4个标记点处切开1mm的切口。用眼科剪尖探入切开真皮层，便于将结扎线埋入眼轮匝肌内。采用显微镊提出眼轮匝肌并切开，便于后续埋入线结。翻转上睑板，放入角膜保护器保护眼球。使用19mm、3/8弧的双圆针带7-0尼龙线。

2. 埋置缝合线

以右利手手术者为例。按照一针埋线法缝合，在每侧上睑分别完成2个埋线缝合，线结由每个缝合区的外侧切口引出，分别打结（图2-2-4）。

左眼以同样的方法于内侧两点和外侧两点处分别完成埋线缝合，所有线结均从外侧切口引出。

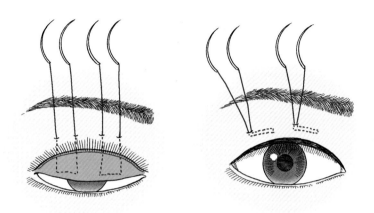

（a）将眼睑进行5等分，分别在内侧和　　　（b）内侧和外侧的埋线均于外侧结扎
　　　外侧行埋线重睑

图2-2-4　两针固定法埋线重睑术

3. 缝线的结扎和线结的埋入

轻柔结扎缝线。缝线如果结扎过紧易造成上睑下垂，可能3个月后仍无法恢复。剪断结扎线，使其无过多断端残留，将线结埋入皮下。

4. 重睑的确认

两侧缝线均结扎完成后，请患者坐起，确认重睑外形。如果有出血可压迫止血。

> （^–^）扩大内侧重睑线宽度时，术后即刻需确保内侧的重睑线流畅，没有不自然的成角。
> （*–*）外侧的重睑线成角，可能是由于缝线结扎过紧或是外侧固定点过高，需进行修正。
> （*o*）存在内眦赘皮时，内侧可能出现2~3条重睑线。可做较窄的重睑或进行内眦切开。

■术后护理　　术后当日冰敷上眼睑，以减轻术后肿胀。

● 本术式的优缺点、术后注意事项和预后

● 同一针法埋线重睑术相比，两针埋线法重睑线消失的发生率较小。在增大重睑宽度时有可能发生内侧重睑线变浅，对于皮肤松弛严重的患者，外侧重睑线有可能变浅。

● 同一针法埋线重睑术相比，术后肿胀时间较长。一针埋线法重睑术后肿胀多在术后3天后消失，两针埋线法重睑术后则需要1周肿胀才能消失。外眦角不适感约持续1个月。

3 小切口重睑术

■适应证　①单睑或希望增加重睑线宽度者。②既往接受埋线法但重睑线消失，或重睑线易消失者。③担心全切开手术创伤过大或担心术后瘢痕增生者（对于皮肤松弛严重必须切除者，可以采用后述的全切开重睑法）。

> （^-^）由于小切口重睑术没有切除皮肤，所以重睑宽度与埋线法相同。
>
> （*-*）小切口重睑术可以去除眶隔脂肪，使得上睑形态流畅，但无法改变由于皮肤较厚造成的臃肿外观。

■设　计　重睑线的设计方法同埋线法。

在上睑中央放置探钩，确定适宜高度后，标记长约1cm的切口线。切口线同上睑皮肤横向走行方向一致。

■麻　醉　以含肾上腺素的1%利多卡因液，用30G针头沿切口线进行局部浸润麻醉。为防止眼轮匝肌内血肿形成，宜进行多点浅表注射。

■手术步骤　**1. 切开皮肤和眼轮匝肌**

沿术前设计的切口线切开1cm长的皮肤。切开皮肤后，切除露出的部分眼轮匝肌。仅切除切口睫毛缘侧的眼轮匝肌，至眼轮匝肌不膨出即可，切口眉毛侧眼轮匝肌无须处理。

2. 切开眶隔，处理眶隔脂肪

眼轮匝肌切除后，其深面为眶隔。眶隔内含有眶隔脂肪，用手指按压眼球，确认眶隔膨隆。沿眶隔最下缘横向切开眶隔，可见眶隔脂肪膨出。对于眶隔脂肪较多的患者（术前闭眼时可见睑板上方膨隆）切除眶隔脂肪。用蚊氏钳提起脂肪并切除，断端用双极电凝止血。

3. 重睑线的固定

将切口下方的眶隔向下翻转，可见其与提上睑肌腱膜相连续。按照皮肤、腱膜、皮肤的顺序使用6-0或7-0尼龙线缝合，分别缝合皮肤切口的内侧端、中点和外侧端3点，使提上睑肌腱膜（眶隔）与皮肤切口愈合粘连。选取腱膜固定点时以患者闭眼时提上睑肌腱膜与睫毛侧的皮肤拉力适中为宜。随后缝合3个点间的间隙。缝线于7天后拆除。如果担心过早拆除缝线，重睑线愈合不佳，可用7-0缝线在切口睫毛侧真皮与提上睑肌腱膜之间缝合固定。

■术后护理　　　　术后1天冰敷上睑，术后2天可洗脸，术后7天拆除缝线。

●本术式的优缺点、术后注意事项和预后

● 同全切开式重睑相比，术后重睑线睫毛缘侧皮肤肿胀轻。

● 小切口重睑术后重睑线有消失的可能，但优于埋线法重睑术。

● 闭眼时没有埋线法术后可能出现的透皮见到结扎线结的现象。但是，小切口重睑术后，患者闭眼时，可在眼睑中央看到约1cm的凹陷性瘢痕（图2-3-1）。有的患者诉其不自然，并希望进行修复。

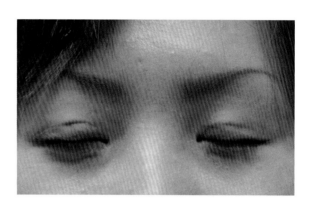

图2-3-1　小切口重睑术后瘢痕
闭眼时，可见重睑线中央凹陷

● 术后早期，可能在切口上方出现设计线以外的重睑线，特别在术前睁眼无力患者中多见。如果术中切除睑板前眼轮匝肌或睑板前脂肪组织过多，破坏提上睑肌腱膜和睑板间的连接，可造成腱膜性上睑下垂。另外，为了做出较宽的重睑，需要将提上睑肌腱膜上方与皮肤缝合，可增加睁眼时的对抗力，造成上睑下垂。

● 对于希望较宽重睑宽度，而且重睑线和睫毛缘之间的距离大于10mm或者有皮肤松弛的患者，使用小切口重睑术容易造成重睑线消失或上睑下垂，建议采用可以切除多余皮肤的全切开法重睑术。

　　案例展示见图2-3-2、图2-3-3。

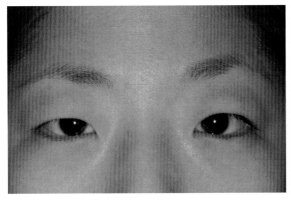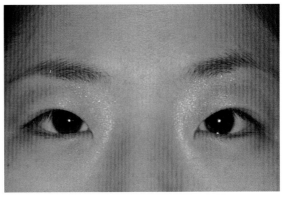

（a）术前，单睑，上睑皮肤过多，上睑下垂覆盖睫毛缘　（b）术后5个月，内眦赘皮至中央区域睫毛缘被覆盖，形成开扇型重睑

图2-3-2　案例1

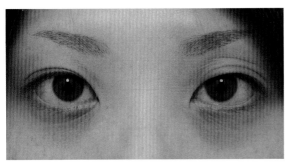

（a）术前，双侧均为埋线法术后，左侧接受过3次埋线法手术，重睑线消失　（b）小切口重睑术后1周

图2-3-3　案例2

■**适应证** ①既往接受过埋线法治疗但重睑线消失或者重睑线易消失者。②重睑线设计位置较高，包括眼轮匝肌在内的上睑皮肤质地厚，眶隔脂肪较多延伸至睑板前者。③由于皮肤明显松弛，单纯通过皮肤折叠的方法无法达到所期望的重睑宽度者（图2-4-1、图2-4-2）。

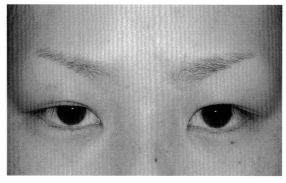
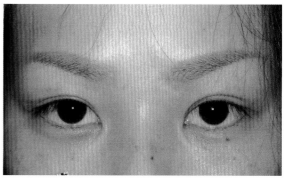
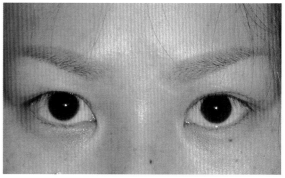

a	b
	c

（a）小切口法术后1周。于睫毛缘上方12mm处行小切口法重睑术。右侧重睑线固定松弛，重睑线较浅，睫毛被皮肤覆盖。左侧的重睑线固定牢固，形成内双。患者希望得到更宽的重睑

（b）全切开法术后。于睫毛缘上方9mm处设计重睑线，切除7mm宽的皮肤

（c）完全睁眼时为内双。由于患者眉毛的位置低，如果想达到更宽的重睑，需考虑行前额上提术

图2-4-1 小切口法无法得到理想重睑宽度的案例

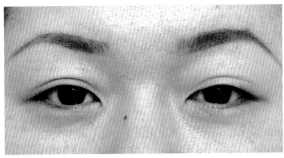
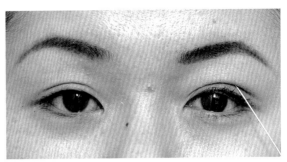
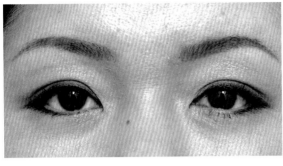

a	b
c	

（a）既往行埋线重睑术。由于患者冗余皮肤较多，为使重睑线不被遮盖，于较高的位置处设计重睑线，致使重睑线睫毛缘侧的冗余皮肤覆盖睫毛、遮挡眼线。对于这位患者，如果于低位处固定重睑线，虽可消除睫毛缘侧皮肤被覆，但做出的重睑幅度变小，形成内双

（b）使用泪道探钩向上按压皮肤，模拟设计切开法重睑线的位置。化妆后，眼线清晰可见

（c）切除包括埋线法重睑做出的重睑线在内的多余皮肤，将重睑线固定于上睑提肌腱膜。睫毛缘附近的松弛皮肤消失，眼妆变得更加清晰

图2-4-2　皮肤冗余无法得到理想重睑宽度的案例

对于上睑皮肤冗余的患者，即使采用埋线法做出了重睑，由于重睑线上方的皮肤冗余下垂，也会形成内双（图2-4-3）。

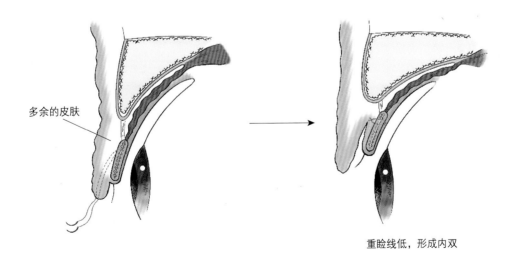

多余的皮肤

重睑线低，形成内双

图2-4-3　在皮肤冗余的情况下行埋线重睑术

重睑线固定位置较高时，虽然重睑线未被遮盖，但重睑线至睫毛缘侧皮肤冗余下垂，遮盖睫毛。患者的眼睛看起来没有神采，即使化了眼妆，也会被遮盖（图2-4-4）。

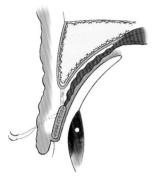 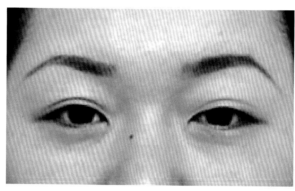 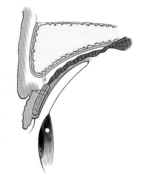

（a）术前　　　　　　　　　　　　　　　　　　　　　　　　　　　　（b）术后

图2-4-4　在皮肤冗余的情况下行埋线法重睑术（重睑线过高时上睑缘被皮肤遮盖）

在这种情况下应采取全切开法重睑术去除多余的皮肤。术后患者的重睑线清晰可见，患者的眼睛也变得有神采（图2-4-5）。

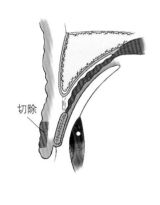 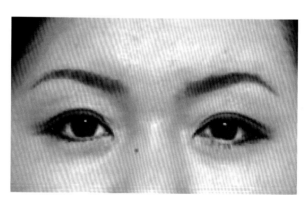 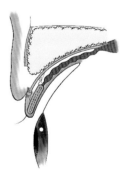

切除

（a）术前　　　　　　　　（b）全切开法重睑术后　　　　　　　（c）术后

图2-4-5　切除多余皮肤的全切开法重睑术

没有皮肤遮盖，患者的眼睛变得有神采

■ 设 计　　同埋线法一样，用探钩辅助设计重睑线的位置。当探钩的位置已经很高，但重睑幅度仍小于患者要求时，需切除皮肤。探钩位置在睫毛缘上方10mm以上时，建议切除皮肤。无须切除皮肤时，沿探钩位置做标记画线。画线与上睑皮肤横向皮纹走行一致，如果希望得到内侧较宽的重睑，画线时内侧的标记线不要向下走行，改为平行走行。需要切除多余皮肤时，原则上重睑线最高点距离睫毛缘为7~8mm，重睑线为切除皮肤范围的下缘，需切除其上方的多余皮肤。

　　确定松弛皮肤的切除量时，首先嘱患者坐位闭眼，用手上抬眉毛至双眼睁开，保持上提眉毛的状态，用标记笔固定皮肤切除范围的下缘（设计的重睑线）。接着，松开上抬眉毛的手，标记降到标记笔处的皮肤。最开始标记的重睑线和新标记的标记线间的皮肤即为需切除的皮肤，将探钩置于二者之间的位置，嘱患者睁眼，确定重睑宽度（图2-4-6）。

　　如果希望得到更宽的重睑，需增加皮肤的切除量，提高设计的重睑线高度。如果希望得到较窄的重睑，需要减少皮肤的切除量。

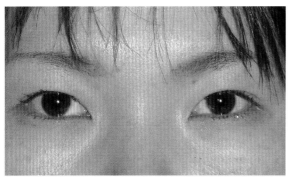
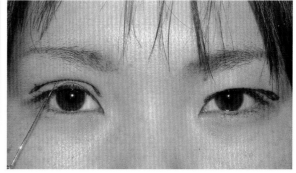
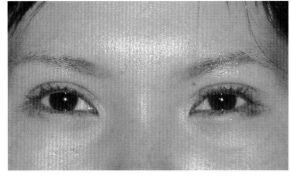

$$\begin{array}{c|c} a & b \\ \hline c & \end{array}$$

（a）既往接受过埋线法重睑术，形成开扇型窄幅重睑，内侧到中央的重睑被遮盖

（b）希望得到更宽、更明显的重睑，探钩位置位于睫毛缘上方12mm

（c）全切开法术后。在睫毛缘上方10mm处设计重睑线，切除其上方4mm宽的皮肤

图2-4-6　确定松弛皮肤的切除量

■手术步骤　1. 切开皮肤和眼轮匝肌

对于无须切除松弛皮肤的患者，沿重睑线设计切开皮肤，切除切口正下方至睫毛缘侧3mm宽的眼轮匝肌。对于需要切除松弛皮肤的患者，切除范围内的眼轮匝肌和皮肤需一并去除，同时还需切除睫毛缘侧3mm宽的眼轮匝肌。保留皮肤切口上方的眼轮匝肌（图2-4-7a）。

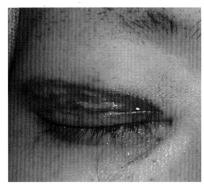
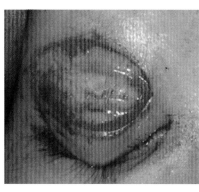
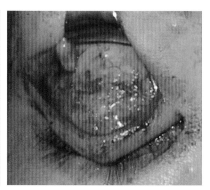

（a）切除松弛皮肤　　　　　　（b）切除松弛皮肤正后方的眼轮匝肌，　　（c）横向切开眶隔，将睫毛侧的断端向
　　　　　　　　　　　　　　　　暴露眶隔　　　　　　　　　　　下翻转可见眶隔和提上睑肌腱膜相
　　　　　　　　　　　　　　　　　　　　　　　　　　　　　　连续。用睑板钩向上牵拉暴露眶隔
　　　　　　　　　　　　　　　　　　　　　　　　　　　　　　脂肪

图2-4-7　全切开法的手术步骤

2. 切开眶隔，处理眶隔脂肪

将上方的皮肤和眼轮匝肌向上牵拉，确认眶隔（图2-4-7b）。沿眶隔最下方打开眶隔并向下翻转，确认眼轮匝肌和眶隔的移行处（图2-4-7c）。对于术前判断眶隔脂肪过多的患者，在此时切除多余的脂肪。

3. 缝合重睑线

在内侧缘、中点、外侧缘和外侧缘外侧4个点，按皮肤、筋膜、皮肤的顺序将提上睑肌腱膜与其浅面的皮肤缝合固定。对于高龄患者，由于其皮肤菲薄且弹性较差，睁眼时内侧固定点易受牵拉形成横向皮肤皱褶。在大多数情况下，将上缘的皮肤向内侧或外侧牵拉并直接缝合可消除这种皱褶。或者省略内侧重睑线和腱膜间的固定也可以消除这种皱褶。对于高龄患者可省略内侧固定点。

> (˘‿˘) 使皮肤皱褶消失的方法，有可能使重睑线变浅。

确定眼睑皮肤与腱膜固定的位置时，嘱患者闭眼，将提上睑肌腱膜无张力向下平铺并重叠覆盖于睫毛侧皮肤上，皮肤断端的高度为固定点位置。如果设计的重睑线位于睫毛缘上方8mm以上，则需固定在提上睑肌腱膜的高处。闭合创缘时，如果眶隔脂肪自缝合处疝出，需要去除多余的脂肪。

> （*–*）究竟是皮肤、眼轮匝肌、眶隔前脂肪还是眶隔脂肪造成"肿眼泡"，尚不明确。
>
> （*o*）切除眶隔脂肪后，臃肿的上睑外观仅可以得到部分改善。切除皮下眼轮匝肌和眶隔前脂肪（包括SOOF）更为重要。即使这样，由于许多患者本身皮肤较厚，手术改善也十分有限。

■**术后护理**　　　术后第1天冰敷上睑，2天后可清洁创面，7天后拆除缝线。

●本术式的优缺点、术后注意事项和预后

- 重睑线下方的皮肤水肿严重。
- 术后早期可能在切口上方出现设计外重睑线，多见于睁眼不良的患者。
- 切开重睑术彻底地清除了包括眼轮匝肌在内的睑板前组织，增加了提肌腱膜和睑板间的游离性。同时，反折处皮肤质地较硬和切口处瘢痕形成可增加睁眼的对抗力，造成上睑下垂（图2-4-8）。

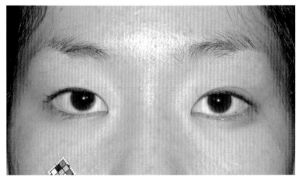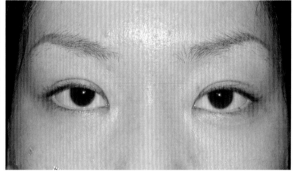

（a）术前　　　　　　　　　　　　　　　　（b）全切开重睑术后4个月。术前的轻度上睑下垂加重

图2-4-8　上睑下垂加重的案例

- 对于上睑皮肤松弛的老年患者，切除多余的上睑皮肤，使得上睑上方较厚的皮肤接近重睑线，因此术后重睑线外观较臃肿。
- 如果左右重睑线的高度（与睫毛缘的距离）不一致，两边的重睑宽度会产生差异。这种情况可以在术中进行一定程度上的调整。如果术后发现重睑高度存在差异，则可在瘢痕成熟后3个月进行修复手术。重睑线高度产生差异的另一个原因是左右两侧眉毛高度不对称。

　　案例展示见图2-4-9～图2-4-11。

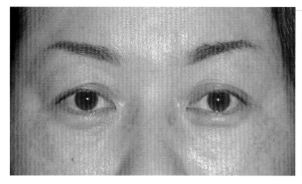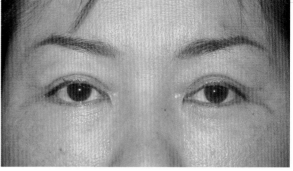

（a）术前。内侧重睑宽，外侧重睑窄　　　　　　　（b）在睫毛缘上方8mm处设计重睑线，切除8mm皮肤，术
后4个月

图2-4-9　案例1

患者同时进行了下睑年轻化手术（眶隔脂肪的移动和眼轮匝肌上提）。与术前照片相比，重睑宽度减小。术前预测轻度上睑下垂有加重的可能

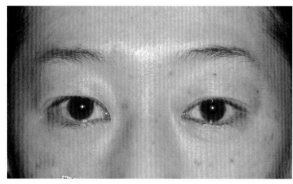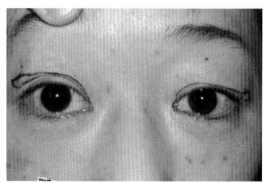

a	b
c	

（a）术前。右侧为内双，左侧重睑窄，眉毛位置高

（b）在睫毛缘上方8mm处设计重睑线，采用全切开重睑法，预计切除5mm皮肤

（c）术后4个月。无睁眼障碍，眉眼间距离变小，重睑宽度变大

图2-4-10　案例2

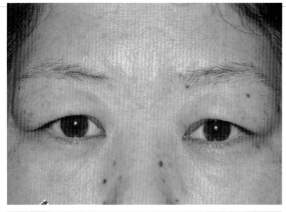
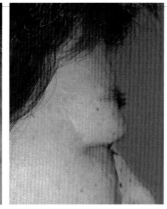
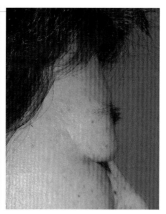
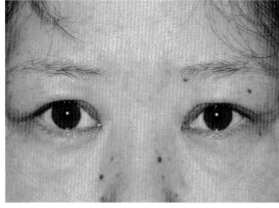

a	b	c
d		

（a）术前。上睑十分臃肿，从中央向外侧形成内双

（b、c）术前的侧面照。睁眼时臃肿的皮肤折叠，厚度增加。闭眼时上睑膨隆明显

（d）采用全切法重睑术，切除松弛的皮肤和眼轮匝肌，去除眶隔脂肪。重睑被遮盖程度减轻，臃肿外观改善不明显。眉毛下降

图2-4-11 案例3：外观臃肿的上睑

如果想完全改善由于皮肤和眼轮匝肌肥厚造成的上睑臃肿有一定困难。如果通过切除皮肤的方式改善上睑松弛，则重睑后瞳孔暴露增加，眉下垂导致臃肿外观加重。通过前额上提术将眉上提可减轻臃肿的外观

上睑提升术（眉下切口法）

■适应证　　适用于原来为重睑，随着上睑皮肤的松弛，重睑变小、变为内双者；原来为单睑或内双，皮肤下垂超过睫毛缘影响视线者；通常来说，之前所述的采用切开重睑术进行上睑除皱的适应证同样也是上睑提升术的适应证。通常情况下，在采用切开重睑法进行上睑除皱术时需切除重睑线正上方的皮肤，切除的皮肤越多，上睑上方臃肿的皮肤距离重睑线越近，做出的重睑外观会越臃肿。由于单睑患者上睑皮肤多臃肿，如果术后眉毛下降明显，做出的重睑外观将较为臃肿。为了避免重睑外观臃肿，可切除眉毛下方的皮肤（图2-5-1）。在上睑除皱术的适应证中，人们不希望出现明显不自然的重睑和外观臃肿的重睑，特别是对于眉部过于上抬，需要减小眉眼间距者，是最好的适应证。

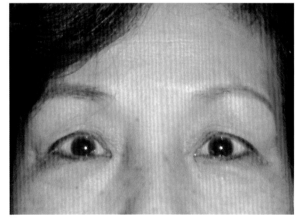

（a）术前。患者曾做过文眉，沿文眉线下缘切除皮肤行上　　　　（b）上睑提升术后6个月。术后瘢痕在文眉线下缘，基本
睑提升术　　　　　　　　　　　　　　　　　　　　　　　　　不可见。重睑宽度略增大，眉毛明显降低

图2-5-1　上睑提升术的效果

另外，如果术前测量瞳孔和眉毛上缘的距离小于25mm，行上睑提升术后会出现眉毛下垂，反而显得疲惫、不够精神，不适宜接受本手术。

■设　计　　以距离眉下缘2mm左右的眉毛里面或者女性画眉时的眉下缘为上界切除皮肤（图2-5-2）。

患者持镜正视，上提眉毛至患者满意处设计切口线。部分患者外侧皮肤松弛严重，于外眦角正上方眉毛的外侧进行提拉可以得到良好的效果，也有患者喜欢在瞳孔正上方设计提升后的重睑形态。根据患者的喜好设计上提眉毛的切口线，在眉下缘下方设计切除后移动的上睑皮肤。

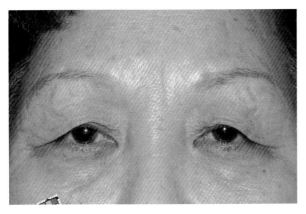

（a）术前。中央至外侧皮肤下垂遮盖睫毛缘

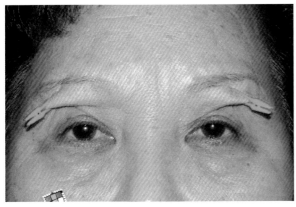

（b）用微血管夹夹住上睑多余的皮肤，露出患者原来较窄
的重睑

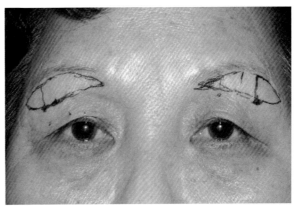

（c）上睑提升术前设计眉毛正下方皮肤的切除范围

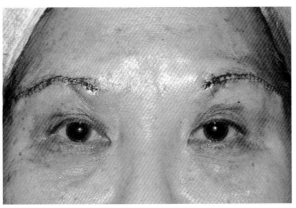

（d）上睑提升术后即刻

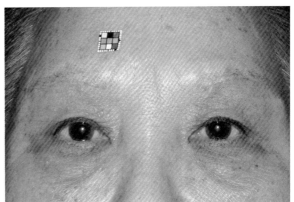

（e）上睑提升术后2周

图2-5-2　上睑提升术

可在切除区域做4条纵向标记线，作为缝合时的标记。切除区域的水平范围为眉毛内侧缘至外侧缘。如果切除皮肤量较多，为修正"猫耳"畸形，切口可能超出眉毛范围。

■ 麻　醉　在1%利多卡因中加入肾上腺素，使用30G针头在标记好的皮肤切除范围内进行浸润麻醉。尽量减少切除范围下方的眼睑皮肤的注射剂量，以便在术中确定重睑宽度。

■ 手术步骤

1. 切除眉毛正下方的皮肤和眼轮匝肌

沿设计线切开皮肤。此时，为垂直切断向下生长的眉毛毛根，将手术刀倾斜至与皮肤表面成30°。

同样倾斜手术刀，平行于切除范围上缘切开切除范围皮肤的下缘。暴露眶隔前脂肪组织（Orbital Fascia）（图2-5-3）。上睑提升术的术野显露眼眶外上方的骨膜、眼轮匝肌间隙的脂肪（ROOF）及皱眉肌（图2-5-3），可以在术中一并处理。对于眶隔脂肪较多的患者，可以切除眶隔前脂肪组织，显露眶隔，切开眶隔并去除脂肪组织。

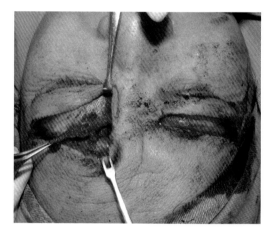

图2-5-3　上睑提升术中切除皱眉肌

2. 临时缝合

此时可在皮肤处进行数点的临时缝合固定，患者取坐位确认重睑宽度和松弛皮肤的去除程度。如果要扩大重睑宽度，可进一步切除皮肤。

依据术前标记的纵向标记线拉拢缝合皮肤，交替缝合切除区皮肤的上缘和下缘。确定已充分切除松弛皮肤后，拆除临时缝线并进行充分的止血。

3. 闭合创口

用5-0尼龙线缝合眼轮匝肌，6-0尼龙线缝合皮肤。为保留眉毛的毛根，真皮层无须缝合。

●**对于单睑想变为重睑同时不希望重睑臃肿的患者**

可以采用埋线重睑术联合应用本术式。此时可联合使用2种术式，可先行埋线重睑术做出重睑线狭窄的内双样重睑，术后1周再行眉下皮肤切除术。

■**术后护理**　　术后第1天冰敷上睑。术后2天可清洁创口。术后7天拆除缝线。

●**本术式的优缺点、术后注意事项和预后**

● 没有改变原有的重睑线，术后重睑外观更为自然且不臃肿。切开法重睑术后重睑部位可能出现瘢痕增生，而且容易出现上睑压迫感，而在上睑提升术后没有这些不适感，术后患者感觉睁眼变得轻松。

> （^-^）术后即刻可以改善肩膀酸痛和头痛等不适。
> （*-*）也有患者表示肩膀酸痛一过性消失，2～3个月后"恢复原状"。

● 无论术前是单睑还是重睑，在接受上睑提升术后眉毛均有所下降。

术前无法预测眉毛的下降程度。如果为增大重睑宽度而进行本术式，由于眉毛下降，部分患者术后重睑幅度增宽并不明显。明确要求希望得到清晰重睑线的患者不适宜采用本术式。术前眉毛位置较低的患者如果接受上睑提升术，眉毛会进一步下降，易给人以睁眼费力、目光阴沉、疲劳等印象。

案例展示见图2-5-4～图2-5-6。

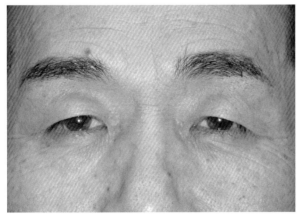 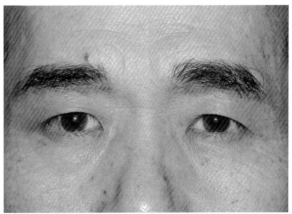

（a）术前。既往为单睑，要求保留单睑并改善皮肤松弛的外观　　（b）上睑提升术后3个月，眉毛明显下降

图2-5-4　案例1：单睑行上睑提升术

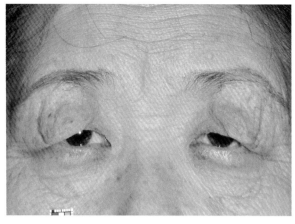

（a）患者松弛皮肤较多

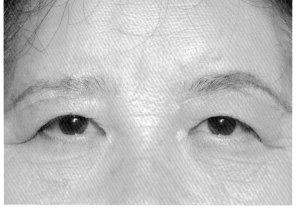

（b）上睑提升术后7个月，手术切除眉毛正下方皮肤。由于术后眉毛明显下降，患者剃除眉毛下缘并在上方画眉，切口处瘢痕与眉毛下缘位置不一致

图2-5-5　案例2：术后眉形改变导致切口瘢痕明显

● 如果内侧皮肤切除不充分，会导致内侧的重睑线狭窄且陡直，眼睛似被"吊起"。

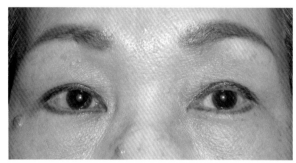

（a）术前

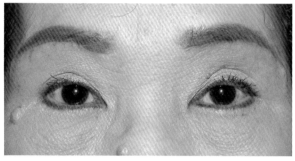

（b）上睑提升术后3个月。外侧的重睑线变宽，内眦角至中部的重睑线陡直。这是由于内侧皮肤切除不充分造成的

图2-5-6　案例3：内侧皮肤切除不充分

● 术中进行皮肤临时缝合固定时，需要慎重考虑是否需要进一步切除皮肤。术后1周可判断皮肤切除是否充分，也可在3个月后进行手术进一步切除皮肤。也可采用埋线法修正重睑线。

● 眉毛外侧向颞区转折突然，易出现"猫耳"畸形。

6 上睑下垂（提肌腱膜前徙术）：经皮肤入路提肌腱膜前徙术

■适应证 　　单睑、内双或皮肤松弛导致皮肤下垂遮盖睫毛缘者，在接受重睑术（图2-6-1）或上睑除皱术后需要扩大视野、增大睑裂者。但有部分患者术后无法达到预期效果。

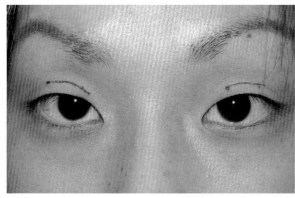
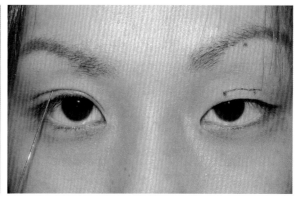
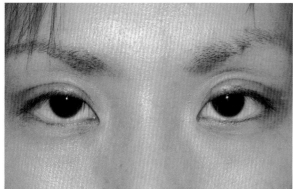

a	b
c	

（a）切开法重睑术前。由于睫毛缘被下垂的皮肤覆盖，睑裂的开大程度不明。眉毛上抬严重，上睑处可见一微小凹陷

（b）设计重睑。睫毛缘遮盖瞳孔上缘，中度上睑下垂

（c）切开重睑术后4个月。重睑形成后眉毛下降，上睑的小凹陷仍然存在，睁眼幅度小，同术前相比，睑裂无明显增大

图2-6-1　案例1：切开重睑术后案例

此案例更适合进行提肌腱膜前徙术，而不是单纯的重睑术

　　对于上睑皮肤下垂遮盖睫毛缘且希望尽可能增大睑裂者，可施行提肌腱膜前徙术。术后睑裂开大，眉毛下降，年轻患者满意度较高（图2-6-2、图2-6-3）。

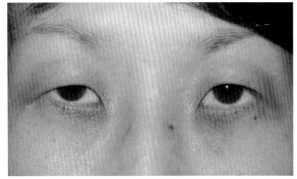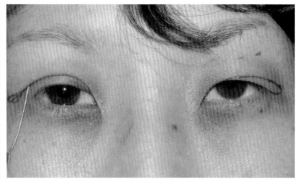

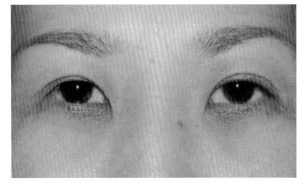

a | b
c |

（a）术前。下垂的皮肤遮盖睫毛缘

（b）设计重睑。设计重睑并露出的睫毛缘，睑裂增大但睫
毛缘仍未到达瞳孔上缘，伴中度上睑下垂

（c）切除部分皮肤，提肌腱膜前徙术后4个月

图2-6-2　案例2：提肌腱膜前徙术后单睑变为重睑的案例

术后双眼有神，单纯重睑术无法达到这种效果

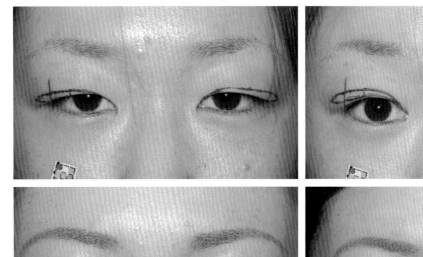

（a）术前。皮肤覆盖较多

（b）术前最大睁眼位。眉毛上抬提起上睑皮肤，睫毛缘未
达到角膜上缘。在睫毛缘上方10mm处设计重睑线，
预计切除7mm皮肤，行提肌腱膜前徙术

（c）提肌腱膜前徙术后3个月，睑裂最高点位于内侧

（d）术后3个月的最大睁眼幅度，睑裂开大可以露出上方巩膜

图2-6-3　案例3：提肌腱膜前徙术后单睑变为重睑的案例

对于中老年患者，睑裂开大的同时眉毛也随之下降，易给人以严厉的感觉（图2-6-4）。

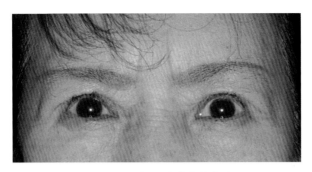

图2-6-4　提肌腱膜前徙术后
眉毛降低，睑裂开大，给人以严厉的感觉

因此，需要控制提肌腱膜前徙的程度，或者不进行前徙而是将腱膜固定于睑板上（图2-6-5）。

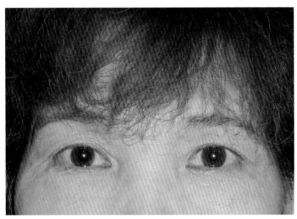
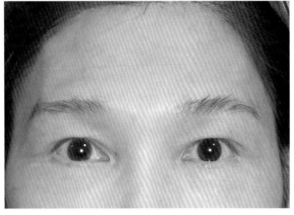
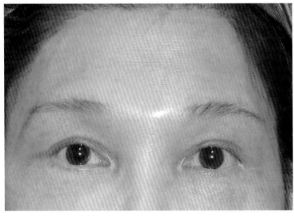

a	b
c	

（a）术前。上睑皮肤细小皱纹明显可见，右侧重睑线浅且呈3重。左侧的重睑宽度狭窄。睁眼充分，无习惯性眉上抬。除上睑的轻度凹陷以外，无腱膜性上睑下垂倾向。拟行切除皮肤的切开重睑术，但考虑到患者已经60岁，行轻度提肌腱膜前徙术

（b）行切开重睑术、提肌腱膜前徙术，于前额发际线处沿皮下进行剥离行提升术，术后5个月。眉毛的位置轻度上移，睁眼过大时睑裂中央形成内双重睑

（c）在中央区去除2mm皮肤，拆除腱膜固定线，松解腱膜和睑板之间的粘连，术后3个月。睁眼幅度回到术前状态，形成清晰的重睑线

图2-6-5　案例4：轻度提肌腱膜前徙术后睑裂增大的案例

（^-^）无腱膜性上睑下垂症状的患者行预防性腱膜固定时需慎重。

对于皮肤下垂遮盖睫毛缘的患者，为了使眼睛看起来更大需要上提睫毛缘，也是提肌腱膜前徙术的适应证（图2-6-6～图2-6-9）。

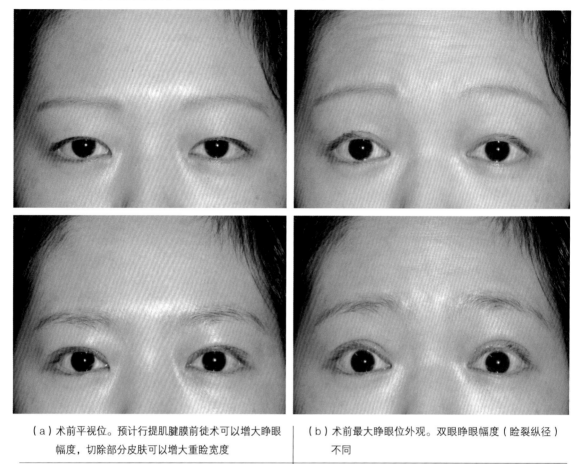

（a）术前平视位。预计行提肌腱膜前徙术可以增大睁眼幅度，切除部分皮肤可以增大重睑宽度	（b）术前最大睁眼位外观。双眼睁眼幅度（睑裂纵径）不同
（c）切除多余皮肤并行提肌腱膜前徙术后4个月的平视位外观。睑裂纵径增大，眉毛位置降低，下方巩膜暴露消失	（d）术后4个月最大睁眼位外观

图2-6-6　案例5：重睑术同时行提肌腱膜前徙术的案例

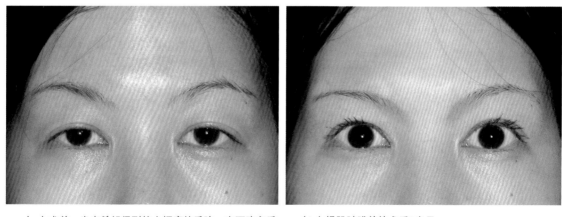

（a）术前。患者希望得到较小幅度的重睑，在不改变重睑线的前提下行提肌腱膜前徙术　　（b）提肌腱膜前徙术后3个月

图2-6-7　案例6：重睑术同时行提肌腱膜前徙术的案例

术前照片为平视位睁眼时的状态，术后为有意识睁眼时的状态

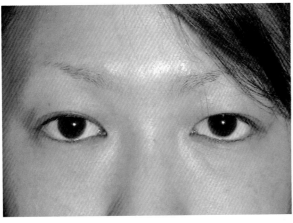
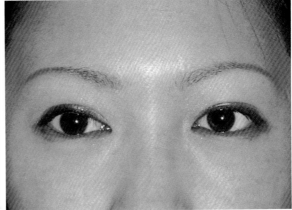
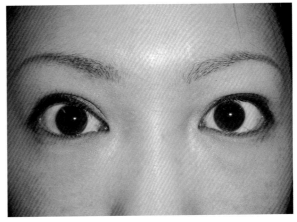

a	b
	c

（a）术前。患者要求增大重睑宽度与睁眼幅度

（b）切除皮肤并行提肌腱膜前徙术后3个月。同术前照片相
比，睑裂纵径没有改变，但是睫毛缘上移远离角膜上
缘。眉毛位置下降，下方巩膜暴露消失

（c）同上，最大睁眼位置，可见上方巩膜暴露

图2-6-8　案例7：重睑术同时行提肌腱膜前徙术的案例

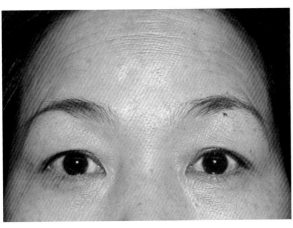
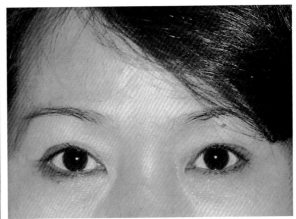

（a）术前。睁眼幅度充足但眉毛明显上抬。由于患者重睑
幅度小且眉毛上抬，要防止皮肤下垂遮盖睫毛缘

（b）切除皮肤并行提肌腱膜前徙术后5个月。睁眼幅度同
术前相比无明显变化，外侧重睑宽度增大，眉毛下降

图2-6-9　案例8：重睑术同时行提肌腱膜前徙术的案例

本案例如果不行提肌腱膜前徙术而改行上睑提升术也可。上睑提升术也可放松紧张的额肌，改善头痛、肩膀酸痛等症状。但上
睑提升术后重睑较为呆板

目视前方时，如果上睑覆盖角膜上缘超过3mm即可诊断为上睑下垂。治疗的重点在于将"眼皮沉重""睁眼无力"变为"目光炯炯"。"睁眼无力"不只是指上睑上提不足，还包括由额肌紧张造成的眉毛上抬和上睑凹陷等症状。对于上睑并未覆盖角膜上缘3mm以上但眉毛抬高，下压眉毛可改变面容，或者存在上睑凹陷的患者，同样可以考虑进行提肌腱膜前徙术（图2-6-10）。

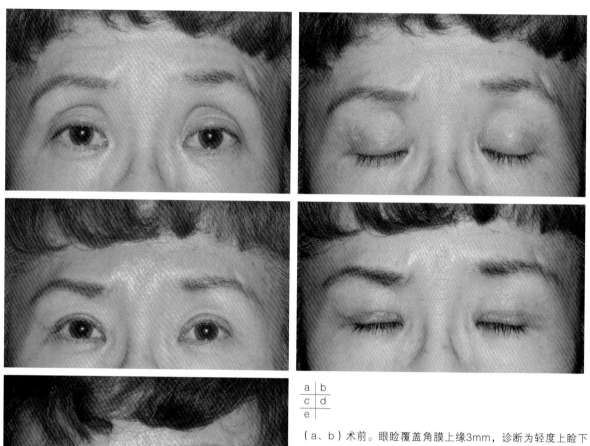

a	b
c	d
e	

（a、b）术前。眼睑覆盖角膜上缘3mm，诊断为轻度上睑下垂。眉毛上抬，上睑凹陷，重睑增宽，重睑线多重化且明显变浅。闭眼时额肌紧张不能缓解，左侧眉毛高于右侧

（c、d）在睫毛缘上方7mm处设计重睑线，切除5mm皮肤行提肌腱膜前徙术，未处理眶隔脂肪。术后6个月平视时上睑凹陷消失。同右侧相比，左侧的重睑较宽，眉毛较高

（e）术后6个月，在最大睁眼幅度，眉毛上抬时出现上睑凹陷，但较术前明显减轻

图2-6-10　案例9：上睑凹陷严重的案例

提肌腱膜前徙术除了整体增大上睑上提量外，还能增大内侧或外侧的睁眼幅度，改变睑裂形状（图2-6-11）。

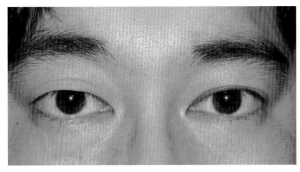 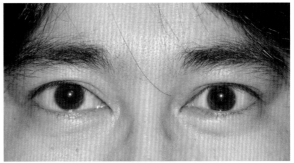

（a）术前。右侧为单睑，左侧为小重睑。希望得到从内眦向外侧直线上升的睑裂形状。此患者为内侧局限性上睑下垂

（b）未切除皮肤，于平角膜内侧缘对应点和中央对应点行提肌腱膜前徙术后1年

图2-6-11　案例10：内侧睁眼幅度增大

■**设　计**　　在睑缘上方8mm处设计切开线，确定皮肤切除量的方法同切开法重睑术。

■**麻　醉**　　局部麻醉使用1%利多卡因，加入1∶10万肾上腺素溶液，每侧用量1~2mL。为避免眼轮匝肌内血肿形成，尽量采用浅层注射。

■**手术步骤**　**1. 切开皮肤和眼轮匝肌**

切除与多余皮肤范围一致的眼轮匝肌，并切除睑板前眼轮匝肌，由内至外暴露睑板的上半部分。

2. 切开眶隔，显露提肌腱膜

由内而外横向切开眶隔，向下翻转切口下方眶隔，可见其与上睑提肌腱膜相延续。眶隔和腱膜的翻转部位为膜样或带状的下方横向韧带，小心地从上睑提肌腱膜处剥离，并于内侧、外侧分别切断（图2-6-12）。

部分患者进行这一操作可以松解滑动受限的提肌腱膜。

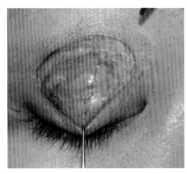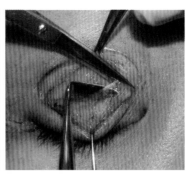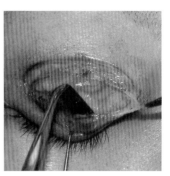

（a）横向切开眶隔，用皮钩向下牵开睫毛侧断端。上方是眶隔脂肪，其下是提肌腱膜和压迫提肌腱膜的纤维条索（下方横向韧带）

（b）用睑板拉钩将下方横向韧带从提肌腱膜上拉起，于内侧段切断

（c）分离并切除下方横向韧带内侧段

图2-6-12 切断下方的横向韧带

向上牵拉眶隔脂肪，显露上睑提肌腱膜和上睑提肌移行处。腱膜移行处在腱膜前徙术中可起到指示作用（图2-6-13）。

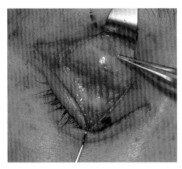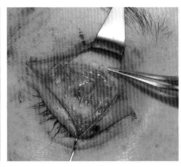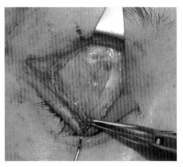

（a）切开眶隔，显露提肌腱膜。用皮钩向下方牵拉睫毛缘，保持眼睑闭合。镊子所示处为上睑提肌腱膜的移行处

（b）用皮钩保持闭眼位置，同时嘱患者睁眼。提肌腱膜和睑板的连接处伸展，腱膜的移行处向上移动

（c）继续使睑板保持闭眼状态，向下牵拉提肌腱膜上端。提肌腱膜向睑板下方滑动时腱膜移行处向下移位

图2-6-13 在腱膜前徙术中起到指示作用的提肌腱膜移行处

3. 前徙术前确认睁眼幅度

此时嘱患者睁眼，在术前确认患者左右睁眼幅度是否相同。对于术前左右睁眼幅度有差异的患者，从睁眼幅度小的一侧开始行前徙术（图2-6-14）。

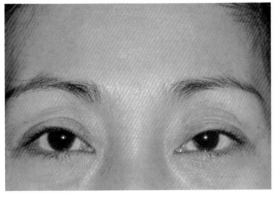 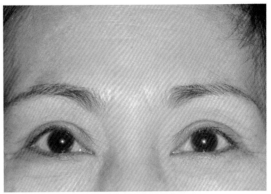

（a）术前。同右侧相比，左侧下垂严重。由于内侧下垂严重，睑裂在外侧达到最高点。患者对右侧的重睑感到满意。从左侧眼睑开始施行前徙术

（b）皮肤切除联合提肌腱膜前徙术后4个月。两侧睁眼幅度一致，睑裂最高点位于中央部。重睑宽度和术前相同

图2-6-14　案例11：术前左右侧睁眼幅度有差异的案例

4. 标记前徙术的固定位置

嘱患者正视前方，分别在睑缘皮肤处标记角膜内侧缘、中央和外侧缘的对应点。从中央开始，分别在这3个点将腱膜固定于前徙的睑板上。

5. 一侧角膜中央对应点前徙固定术

固定使用圆针带6-0尼龙线。于腱膜移行部下方4mm处由腱膜表面向深面进针，接着于睑板上缘下方1~2mm处穿过睑板，然后从腱膜深面向表面出针引出缝合线（图2-6-15）。

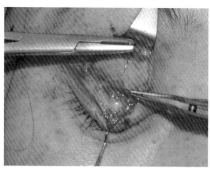

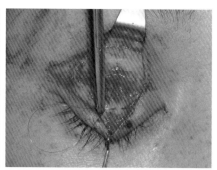

（a）于角膜中央部对应点，在腱膜移行
处睫毛缘侧4mm处，从提肌腱膜前
面向后面走行出针

（b）于睑板上缘下方2mm处穿过睑板

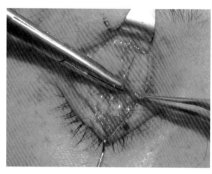

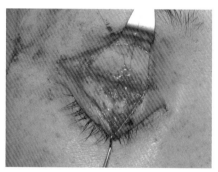

（c）于提肌腱膜移行处睫毛侧4mm处从
提肌腱膜后方向前方走行出针

（d）于角膜中央部对应点，按提肌腱
膜、睑板、提肌腱膜的顺序缝合结
束时的状态

图2-6-15　腱膜前徙术缝线的走行方法

6. 打蝴蝶结临时固定

临时固定时使用容易解开的蝴蝶结（图2-6-16）。

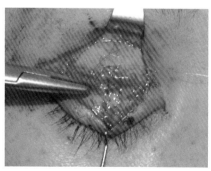

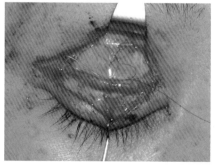

（a）结扎时使用蝴蝶结

（b）使用蝴蝶结临时固定后，腱膜和睑
板的状态

图2-6-16　腱膜前徙的临时固定

确认睁眼幅度，如果睁眼幅度不足，松解结扎线将腱膜的进针点向腱膜移行部方
向移动。如果在腱膜移行部进针幅度仍不足，可将睑板的固定位置从睑板上缘向睫毛
侧移动。在改变前徙量时，结扎线结要松，便于依靠此线结来调节新线结的位置。

7. 对侧中央部的前徙固定

　　一侧中央部固定结束后，在对侧中央部进行固定。如果术前双侧睁眼幅度无差别，则腱膜和睑板的进针点和对侧相同。如此可保证左右侧睁眼幅度一致。如果睁眼幅度不一致，则需要改变固定的位置。

　　如果左右侧睁眼幅度有差异，需要判断是由于一侧的前徙量不足还是对侧的前徙量过多造成的。对于想使眼睛变大的年轻人，可以将其在睁眼至最大、可露出上睑巩膜时的睁眼幅度作为标准。但是如果老年人也以最大睁眼可露出上睑巩膜时的睁眼幅度为标准时，患者多对这种"惊恐眼神"或"怒目圆睁"的状态不满，可以以最大睁眼但不露上睑巩膜为标准。

　　让患者取坐位确认睁眼幅度十分重要。此时如果左右侧重睑幅度无差别，可将系成蝴蝶结的线牢固结扎。

8. 角膜内侧缘对应点和外侧缘对应点的前徙固定

　　在内侧缘对应点和外侧缘对应点分别行临时固定（图2-6-17），两侧都固定结束后，再次让患者坐起确认重睑宽度。

　　此时可根据患者的喜好来调整固定点的位置，将眼裂形状改为内侧上扬型或外侧上扬型。

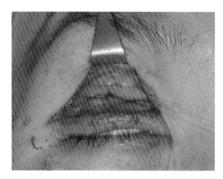

图2-6-17　角膜内侧缘对应点和外侧缘对应点的临时固定

角膜中央对应点的结扎为单结，内侧缘对应点和外侧缘对应点的结扎为使用蝴蝶结的临时固定

　　如果仅在角膜外侧缘对应点固定后睁眼不充分，可在其外侧的腱膜处加强固定。得到满意的睁眼幅度和形态后，结扎全部线结（图2-6-18）。

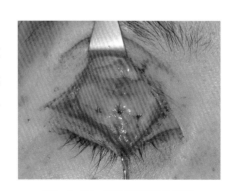

图2-6-18　前徙固定线的结扎

在角膜中央对应点、内侧缘对应点和外侧缘对应点3个点将腱膜固定于睑板后的状态

消除左右侧睁眼幅度差别的要点：由于术前没有睁眼幅度的差别，术中出现左右侧睁眼幅度差别可能是由于术中和腱膜前徙术开始前的局部浸润麻醉所引起。此时无法通过术中确认睁眼幅度的差别。由于睁眼较大侧受麻醉影响小，可以根据此侧决定前徙量。睁眼较小侧可从解剖学角度参考对侧的腱膜移行处和睑板上缘的位置进行前徙。双眼内侧和外侧的前徙量也同样需要保持解剖学上的对称性，这样即使双眼大小不完全相同，睑裂的形状也可保持一致。

9. 切除腱膜的顶端

将睑板固定线睫毛缘侧剩余的提肌腱膜平展于睑板上，切除距离固定线3mm以外的腱膜。

10. 缝合固定重睑线

按照眼睑皮肤、腱膜、眼睑皮肤的顺序缝合固定重睑线，依次在角膜的内侧缘对应点、中央对应点、外侧缘对应点和外侧缘对应点外侧4个点进行缝合固定。对于高龄者，由于其皮肤菲薄且弹性差，睁眼时内侧的固定点易受牵引而向后方移动，形成横向的皮肤皱褶。因此对于高龄患者可省略内侧固定。

▨术后注意事项　术后第1天冰敷上眼睑，2天后可清洁创口，7天后拆除缝线。

案例展示见图2-6-19～图2-6-21。

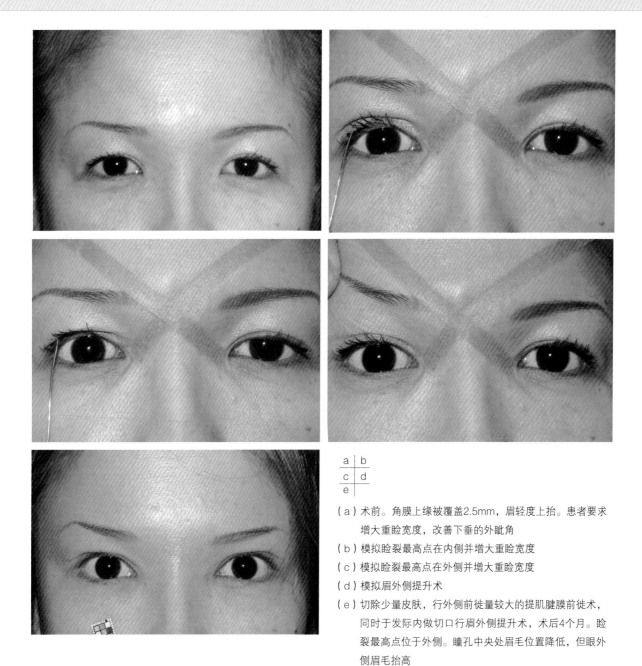

a	b
c	d
e	

（a）术前。角膜上缘被覆盖2.5mm，眉轻度上抬。患者要求增大重睑宽度，改善下垂的外眦角

（b）模拟睑裂最高点在内侧并增大重睑宽度

（c）模拟睑裂最高点在外侧并增大重睑宽度

（d）模拟眉外侧提升术

（e）切除少量皮肤，行外侧前徙量较大的提肌腱膜前徙术，同时于发际内做切口行眉外侧提升术，术后4个月。睑裂最高点位于外侧。瞳孔中央处眉毛位置降低，但眼外侧眉毛抬高

图2-6-19 案例12：睑裂最高点由内侧向外侧移动（腱膜前徙术联合眉外侧提升术）

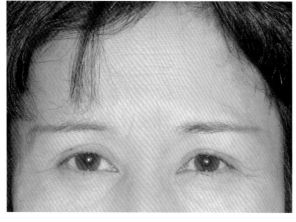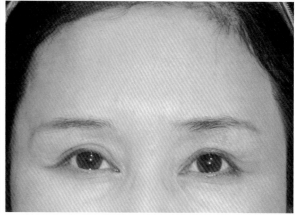

（a）术前。通过瞳孔的位置可判断患者有轻度的上睑下垂，患者外侧睁眼幅度较弱。瞳孔和眉毛上缘的距离，右侧为18mm，左侧为19mm。由于皮肤菲薄，横向的额纹、纵向的眉间纹、眼尾皱纹明显，患者要求进行全面部除皱

（b）切除上睑3mm皮肤，行提肌腱膜前徙术。于发际线处做切口，沿皮下剥离前额和颞区皮肤行提升术，皮肤切除量以眉毛不被上提为准。同时切除鼻背肌。术后1年，睑裂最高点位于中央。眉毛较术前抬高，右侧瞳孔至眉毛上缘距离为22mm，左侧为24mm。额部、眉间、眼尾皱纹明显改善

图2-6-20　案例13：睑裂的最高点由内侧变为中央的案例
（腱膜前徙术联合前额皮下提升术）

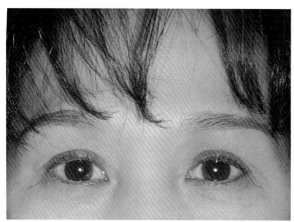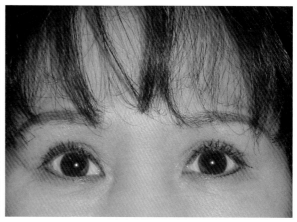

（a）术前。眼睑覆盖角膜上缘2.5mm。眉毛上抬不明显。患者对重睑宽度不满意，希望眼睛看起来更大。该患者的睑裂最高点位于瞳孔内侧，患者认为她的眼睑由内侧向外侧的下降曲线十分漂亮，不希望对此做出改变

（b）切除了3mm的皮肤，提肌腱膜前徙术后7个月。眉毛的位置略下降，睁眼幅度轻度增大。睑裂由内侧向外侧的下降幅度变柔和，基本保持了向外侧下行的外观

图2-6-21　案例14：睑裂最高点未改变的案例
（腱膜前徙术）

● 本术式的优缺点、术后注意事项和预后

● 内侧睑裂开大不足

内侧睑板的宽度较中央睑板小，睑板前脂肪也较中央睑板厚。因此，内侧睑板缝合不易，或无法缝合或缝合过浅，术后早期松解可能性较大。同时，提上睑肌腱膜内侧菲薄，外侧较厚。提肌腱膜内侧的收缩幅度也较外侧和中央小。由于上述原因，增加眼睑内侧的上提幅度十分困难（图2-6-22）。

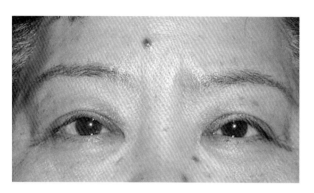

图2-6-22　术后眼睑内侧上提不足
提肌腱膜前徙术后3个月，上睑内侧上提量不足

术中十分重要的一点是在清晰显露睑板内侧后再进行缝合。尽可能对内侧腱膜进行前徙术，相对于中央和外侧，内侧易出现上提量不足，可以减小中央和外侧的前徙量，从而调整睑裂的形状。

● 左右睑裂纵向高度的差异

并不是腱膜前徙1mm，睑裂就开大1mm。有报道指出，腱膜每前徙3mm，对应睑裂可开大1mm，但是此结果也仅可作为参考。术中需要不断修正线结的位置，调整睁眼形态。此时可用前文提到的容易拆开的蝴蝶结进行临时固定，松弛的线结可作为下一针进针点的参考，暂不拆除。

在术前不存在左右侧睁眼幅度差别的情况下，由于局部麻醉和血肿引起肿胀，可能在腱膜前徙术前发现存在左右侧睁眼时的幅度差别，对此可以根据腱膜移行处和睑板上缘的解剖学位置为基准，确保左右两侧的前徙量一致（图2-6-23）。术后1周拆除缝线时再次确认左右睁眼幅度的差异。如有差异可立即进行调整，也可在3个月后进行调整。

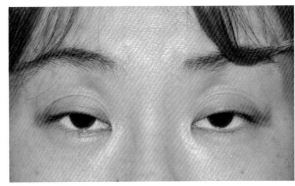
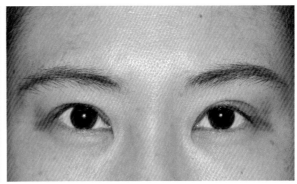
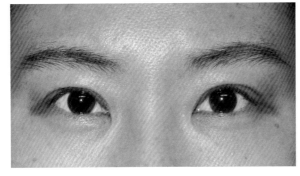

a	b
c	

（a）术前，表现为重度上睑下垂。典型表现为重睑线变浅，上睑凹陷，眉毛上抬

（b）提肌腱膜前徙术后4个月。与术后早期相比，左右睑裂出现形态差异。患者更喜欢右侧睑裂形状，希望增加左侧睑裂外侧的上提幅度

（c）行左侧睑裂修复术，将外侧腱膜的固定线向睑板外侧移动，外侧腱膜前徙3mm后固定。修复术后2个月

图2-6-23 案例15：术后左右睑裂高度不一致

● 术后上睑下垂复发

在本院或外院接受提肌腱膜前徙术的患者，术后即刻并没有出现左右睑裂高度差，但术后1周或1个月后出现，3个月之后接受修复手术时可见腱膜和睑板间的固定线完全松脱（图2-6-24）。根据笔者的经验，这种情况多是由于第一次手术时睑板暴露不完全导致睑板重叠而提肌腱膜被下拉，缝线并没有完全通过提肌腱膜固定睑板。术中完全暴露睑板，在直视下确切结扎十分重要。

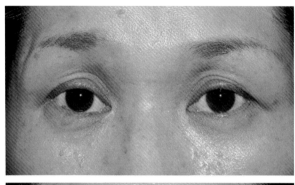 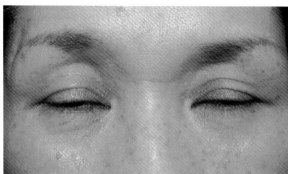

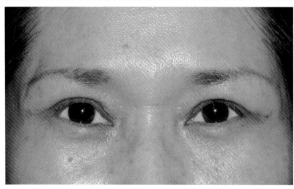 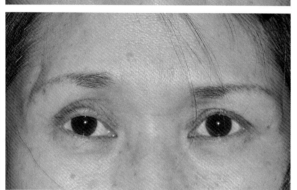

（a）术前。轻度上睑下垂，眉毛轻度上抬，右侧眉毛位置较左侧高。可见患者上睑凹陷，重睑线多重化且变浅。内侧的重睑宽度扩大，外侧的重睑宽度减小	（b）术前。闭眼时眉毛下降，上睑凹陷
（c）在睫毛缘上方8mm处设计重睑线，切除皮肤行提肌腱膜前徙术后1个月。术后睁眼幅度略增大。同术前闭眼时的照片相比，眉毛下降，两侧高度相同。因水肿未消退，上睑凹陷仍存在	（d）术后1年零6个月，右侧上睑下垂复发。右侧可见眉毛上抬，上睑凹陷。左侧睁眼充分，眉毛位置低，上睑凹陷较小。行右侧修复术时，可见腱膜与睑板间固定线完全松脱

图2-6-24　案例16：上睑下垂复发

● 左右侧重睑线的差异

如果左右两侧睁眼的幅度有差异，则重睑的宽度也会产生差异。即使两侧睁眼幅度相同，如果重睑线的固定高度（与睫毛缘的距离）不一致，也可能产生重睑宽度的差异。这种差异可以通过术中操作加以调整，也可在手术3个月后进行修复手术。

眉毛高度的不同是产生重睑线差异的重要原因之一。虽然可通过腱膜前徙固定术降低眉毛高度，但对于术前即存在眉毛高度差异的患者，术后眉毛高度完全相同者极少，大多存在一定程度的不对称性（图2-6-25、图2-6-26）。术后眉毛的位置无法进行预测。由于左右两侧眉毛存在高度差，重睑宽度也存在差异。

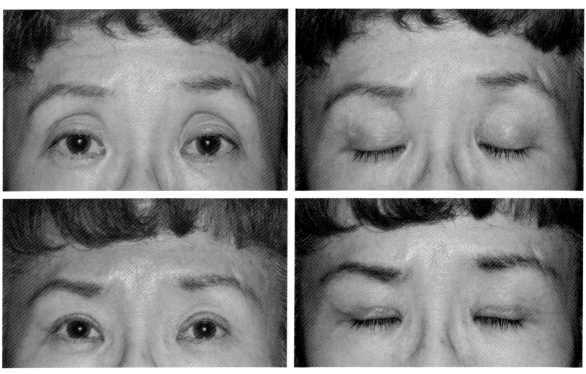

| a | b |
| c | d |

（a、b）术前。眉毛上抬，上睑凹陷明显。左侧眉毛较右侧眉毛高。闭眼时额肌紧张不能缓解

（c、d）皮肤切除，提肌腱膜前徙术后6个月。两侧眉毛高度均有下降，但左侧眉毛高于右侧。重睑宽度也是左侧较宽

图2-6-25　案例9：术后眉毛高度存在差异

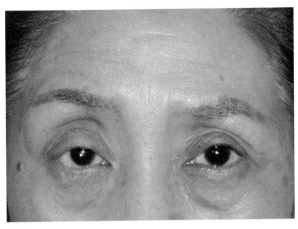 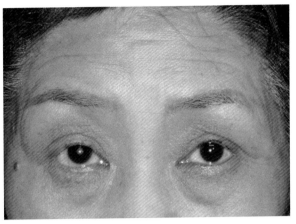

（a）术前。右侧中度、左侧轻度上睑下垂。两侧上睑凹陷　　（b）未切除皮肤，行提肌腱膜前徙术和脂肪移
均明显。左右眉毛存在高度差　　　　　　　　　　　　　　　　植术。术后4个月。两侧眉毛高度差减小。虽然眉毛上提较术前
加重，但上睑凹陷变浅

图2-6-26　案例17：左右眉毛的高度差得到改善的案例

● 外观臃肿的重睑线

上睑除皱术中切除的皮肤越多，上睑上方较厚的皮肤就越接近重睑线，得到的重睑线外观也就越臃肿。如果同时施行腱膜前徙术，眉毛的下降会使得上睑臃肿的程度加重（图2-6-27）。因此，腱膜前徙术会加重臃肿的重睑外观。单睑患者大多皮肤较厚，术后眉毛下降明显，因此发生重睑臃肿的可能性也更大。所以对于单睑患者，提肌腱膜前徙术较埋线重睑术、切开重睑术和上睑提升术更容易造成上睑臃肿。减小腱膜前徙术后形成臃肿重睑的方法之一，就是不在重睑线处切除皮肤，改在眉毛下方切除皮肤并行腱膜固定术。

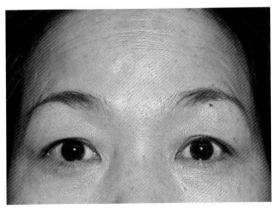 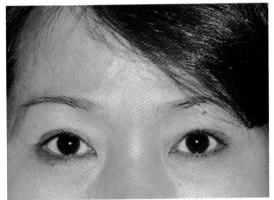

（a）术前　　　　　　　　　　　　　　　（b）施行皮肤切除和提肌腱膜前徙术后5个月

图2-6-27　案例8：术前眉毛过高的案例

眉毛下垂

提肌腱膜前徙术后，几乎所有患者眉毛的位置都会下降（图2-6-28、图2-6-29）。对于术前眉毛位置过高的患者可起到改善外观、年轻化的效果。

由于眼睑部位切除了多余的皮肤，会使该部位皱纹减轻。但是由于眼尾和鼻根部未切除多余皮肤，因此其上方的皮肤松弛下垂，会导致皱纹加重。

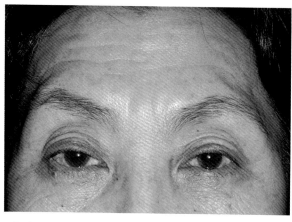

（a）术前。双侧眼睑中度下垂，右侧眼睑内侧下垂严重

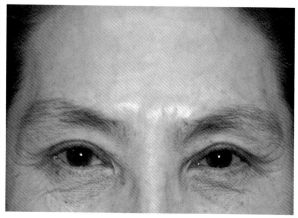

（b）上睑皮肤切除，提肌腱膜前徙术后3个月。睁眼幅度增大，眉毛下降。额纹减少但鱼尾纹明显增加。术前由于上睑皮肤松弛下垂，皱纹集中于前额部，术后皱纹集中于眼尾和鼻根部

图2-6-28　案例18：眼尾和鼻根部皱纹增加的案例

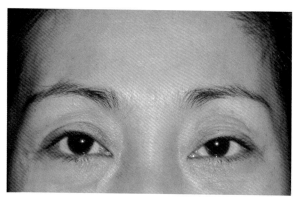

（a）术前

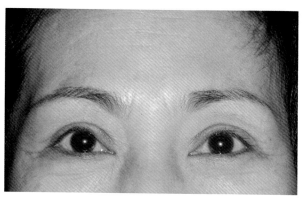

（b）皮肤切除，提肌腱膜前徙术后4个月。眉毛下降，眼尾和鼻根部皱纹增加

图2-6-29　案例11：眼尾和鼻根部皱纹增加的案例

　　高龄患者皮肤衰老下垂更为严重。对于部分术前眉毛位置在正常范围的患者，术后可能出现眉毛位置过低，给人以严厉感、阴沉感。对于术前眉毛位置已经很低的患者，术后眉毛下垂必然加重，为了抬高眉毛或至少不要降低眉毛，可建议患者同时接受前额上提术（图2-6-30）。

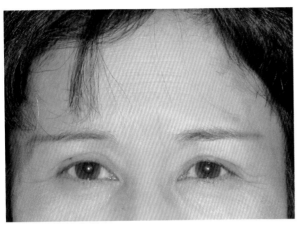

（a）术前

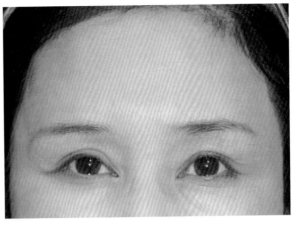

（b）切除3mm的上睑皮肤，提肌腱膜前徒术后。于发迹线处做切口，并沿皮下剥离前额和颞区皮肤行提升术，以眉毛不上抬为标准切除皮肤。同时切除鼻背肌。术后1年

图2-6-30　案例13：同时施行提肌腱膜前徒术和前额上提术

7 上睑下垂（提肌腱膜前徙术）：经结膜入路提肌腱膜前徙术

■■适应证　　　与经皮肤入路腱膜固定术的适应证相同，经结膜入路提肌腱膜前徙术适用于想增加睁眼幅度的患者。对单睑不想变为重睑或者不想增大重睑宽度的患者是理想的术式。但是经结膜入路腱膜前徙术后，由于睁眼幅度增大会导致重睑宽度变小，多数患者需接受重睑手术或皮肤切除术。如果同时进行重睑术，可选择埋线重睑法。

■■设　计　　　结膜的切口线位于上睑睑板的正上方，基本为睑板内侧至外侧的全长。嘱患者正视前方，于上下眼睑皮肤处标记角膜的内侧缘对应点、中央对应点和外侧缘对应点。

■■麻　醉　　　用表面麻醉滴眼液进行表面麻醉后，插入角膜保护器并翻转上睑，于睑板正上方的结膜处注入含1：10万肾上腺素的1%利多卡因，每侧1mL。

■■手术步骤　**1. 切开结膜**

　　　　　　　　插入角膜保护器并翻转上睑，在睑板正上方由内向外切开结膜（图2-7-1）。

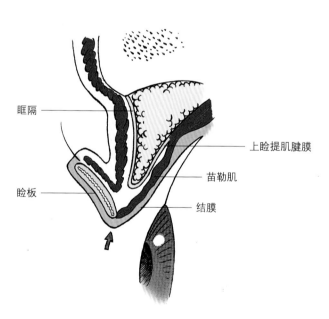

眶隔

上睑提肌腱膜

苗勒肌

睑板

结膜

图 2-7-1　切开结膜
翻转上睑，于睑板上缘处（箭头）切开结膜

2. 结膜下分离

　　　　　　　　充分止血，沿结膜与苗勒肌之间的间隙进行分离，分离至切口上方1cm处。

3. 在提肌腱膜前形成间隙

用眼科剪锋利的尖端沿着显露的苗勒肌外侧刺入并穿过提肌腱膜。此过程是在盲视下进行的操作，操作重点在于较深地插入剪刀尖端。

穿过提肌腱膜，使用眼科剪逐渐地沿提肌腱膜前面剥离至内侧，其内侧和苗勒肌相连接。

4. 切断苗勒肌和提肌腱膜

用直蚊氏钳沿先前剪刀做出的间隙插入并提起提肌腱膜，于睑板正上方切断苗勒肌和提肌腱膜（图2-7-2）。

此时需确保蚊氏钳夹持住提肌腱膜。

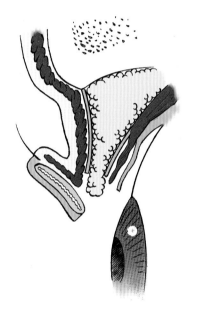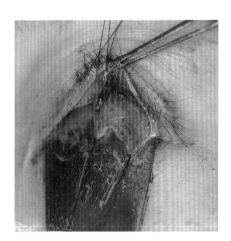

（a）分离结膜和苗勒肌，切开苗勒肌和提肌腱膜，显露腱膜前面的眶隔脂肪

（b）将提肌腱膜和苗勒肌一起从结膜上剥离并用镊子上提

图2-7-2　切断苗勒肌和提肌腱膜

也可将蚊氏钳插入更深的位置，完全切断提肌腱膜。切断提肌腱膜后，可以显露提肌腱膜上方的眶隔脂肪，确认脂肪上方起到牵引作用的提肌腱膜和提肌的移行处。

5. 一侧角膜中央对应点的前徙固定

腱膜的前徙固定从角膜中央对应点开始。在距离肌肉腱膜移行处4mm处，用6-0可吸收缝线从提肌腱膜表面全层缝合提肌腱膜和苗勒肌，松解蚊氏钳，将缝线穿过睑板上缘并结扎固定（图2-7-3）。

确认睁眼幅度，如果睁眼不充分则拆除缝线，将腱膜处进针点向肌肉腱膜移行处移动。

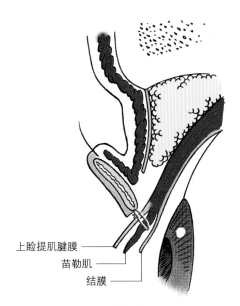

上睑提肌腱膜 ——
苗勒肌 ——
结膜 ——

图2-7-3　腱膜的前徙固定
将苗勒肌和提肌腱膜一起向前移动并缝合于睑板上缘

6. 另一侧角膜中央对应点的前徙固定

一侧中央固定结束后，切开另一侧的结膜，对角膜中央对应点的提肌腱膜和苗勒肌进行前徙。

调节左右睁眼幅度一致的方法和经皮肤入路提肌腱膜前徙术相同，以肌肉腱膜移行处为准，调节腱膜进针点的位置可以使左右两侧基本对称。

请患者坐起确认睁眼幅度十分重要，如果左右两侧重睑有差别，可通过改变前徙量进行调整。

7. 角膜内侧缘对应点和外侧缘对应点的前徙固定

逐侧对内侧和外侧进行临时固定，双侧固定结束后请患者再次坐起确认睁眼幅度。

8. 切除提肌腱膜的前端

保留固定处远端1mm的提肌腱膜和苗勒肌，切除剩余部分。用6-0可吸收线连续缝合结膜。

▇**术后注意事项**　术后第1天冰敷上睑，2天后可清洗创口，无须拆线。

● **本术式的优缺点、术后注意事项和预后**

● 与经皮肤入路方法相比，本术式的术后肿胀轻，由于肿胀而引起的睁眼受限少见。但本术式不能将单睑变为重睑。对于本来就是重睑的患者，可以保持原有的先天性重睑外观。但是由于术后睑裂开大，眉毛下降，重睑会变窄（图2-7-4）。

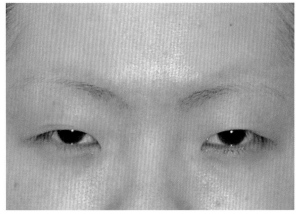
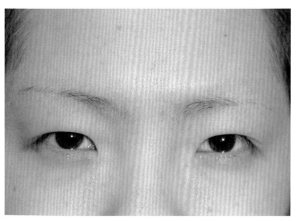
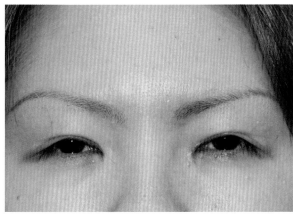

a	b
c	

（a）术前，反折浅的内双

（b）经结膜入路提肌腱膜前徙术后3个月。睁眼变强，但由于仍是内双，睫毛缘被遮盖，外观欠佳

（c）6个月后行切除皮肤的切开法重睑术和内眦成形术。术后2个月

图2-7-4　内双患者

需要鉴别拍照时是没有睁开眼睛，还是真的睁眼不良。重睑术后有可能造成睁眼不良，对此术者应心中有数

● 与经皮肤入路方法一样，本术式术后有可能出现左右睑裂高度不一致、内外侧眼睑上提不平衡、术后上睑下垂复发、眉毛下垂等现象。可在术后1周或3个月后对前徙量进行调整。

（^-^）对于单睑和内双者，睁眼时皮肤覆盖睑缘导致睁眼幅度难以确认，常需行重睑术，因此更适于经皮肤入路法。

8 埋线法上睑下垂矫正术

■适应证　　　适应证与经结膜入路的提肌腱膜前徙术相同。

> (＾–＾) 采用这种手术方法无须切开结膜。

　　　本术式不仅适用于不想将单睑变为重睑，或者不想扩大重睑宽度的患者，还适用于不希望进行切开手术，希望接受创伤较小手术者。但是，与经结膜入路的方法一样，由于术后眼睑睁开幅度增加，会导致重睑宽度变小，因此多数患者需要接受重睑手术。

> (＾–＾) 经皮肤入路的提肌腱膜前徙术后可能需要对眼睑睁开幅度的左右差异进行调整，如果需要对重睑进行调整，则应用此术式较为简单。

■设　计　　　嘱患者直视前方，经角膜中央对应点，在上睑及下睑皮肤处各做1条标记线。如果睑裂的最高点没有位于角膜中央，而是位于其内侧或外侧时，在拟做出睑裂最高点处画线标记。翻转上睑，在结膜侧的睑板上缘处标记拟做出的睑裂最高点（通常为角膜中央对应点）。用睑板钩翻转上睑，在距离睑板上缘7mm处做一水平线。

■麻　醉　　　结膜表面麻醉后，使用睑板钩翻转上睑。采用含1∶10万肾上腺素的1%利多卡因0.1mL，在拟折叠的位置（通常为角膜中央对应点）处的睑板上缘和其上方7mm处的上睑结膜处进行浸润麻醉。在其更上方7mm处（距离睑板上缘14mm）的结膜穹隆处进行局部麻醉，麻醉液剂量0.1mL。之后在距睑板上缘7mm处的结膜处缝合牵引线，显露其上方的结膜。如果针头刺入过深易造成深层出血，因此应尽量选用细针（32G针）进行浅层注射。

■手术步骤　　1. 缝合牵引线

　　　　使用睑板钩翻转上睑（图2-8-1），使用6-0尼龙线，在睑板上缘上方7mm拟进行折叠的位置（通常为角膜中央对应点）进行缝合牵引（图2-8-2）。缝线通过结膜正下方浅层，将缝线向患者头侧牵引，展开并显露其更上方结膜穹隆附近的结膜。

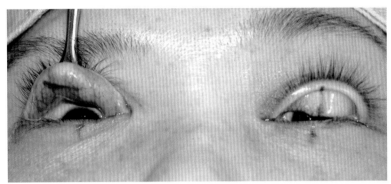

图2-8-1　设计

两侧均标记了经角膜中央对应点的垂线，右侧使用睑板钩翻转上睑，并在睑板上缘上方7mm处的结膜处缝合牵引线

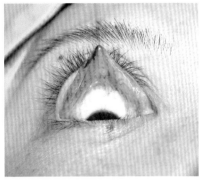

图2-8-2　于睑板上缘上方7mm
处缝合牵引线

2. 在穹隆部水平方向缝合

　　　　在牵引线上方7mm处（距离睑板上缘14mm）画线。向头侧牵拉牵引线，同时使用13mm、3/8弧圆针带7-0尼龙线，沿标记线（距离睑板上缘14mm）进行水平缝合（图2-8-3）。

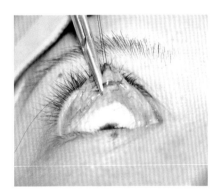

（a）用7-0尼龙线沿牵引线上方7mm处
（距离睑板上缘14mm）进行水平缝合

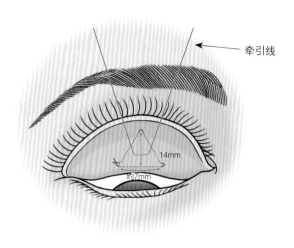
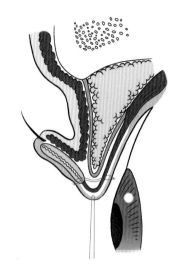

牵引线

（b）从睑板下缘向结膜穹隆部沿三角形走线　　　　（c）于睑板上缘7mm处缝合牵引线，于其更上方7mm
处（距睑板上缘14mm处）向睑板上缘缝线

图2-8-3　水平缝合

3. 做环形三角形缝合

在不使结膜侧缝线露出的同时，将针沿同一个针孔刺入（图2-8-4a），此时将牵引线向患者的前方牵拉，在角膜中央对应点处的睑板结膜侧出针，出针位置尽量靠近睑板上缘附近（图2-8-4b）。向前方牵拉牵引线，于距离睑板结膜侧1mm处进针（图2-8-4c），向最初入针点处缝合出针（图2-8-4d）。缝线走行轨迹形成三角形。

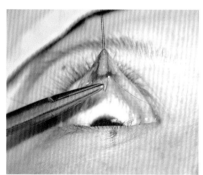
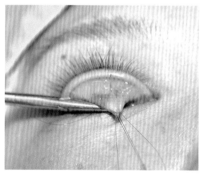
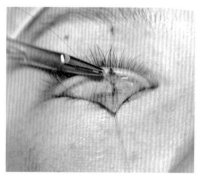

（a）在不使结膜侧缝线露出的同时，将　　（b）在角膜中央对应点处的睑板结膜　　（c）于距离睑板结膜侧1mm处进针
针沿同一个针孔进针　　　　　　　　　　侧，尽量靠近睑板上缘附近出针

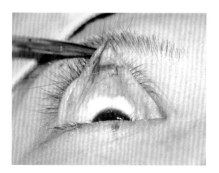

（d）向最初入针点方向缝合

图2-8-4　埋线走行方法

4. 临时结扎缝线

嘱助手向前牵拉牵引线，同时将7-0尼龙线用蝴蝶结进行结扎（图2-8-5）。此时可确认睁眼幅度。之后采用相同的方法，使用7-0尼龙线，对拟进行折叠的地方进行临时固定。

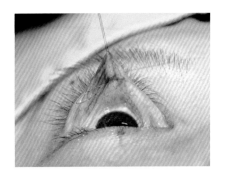

图2-8-5　用蝴蝶结进行结扎

5. 确认并调整睁眼幅度

此时请患者坐起，确认睁眼幅度是否合适。如果睁眼过强、过弱或左右两侧存在差异，需要调整睁眼幅度，可以拆除原有缝线，重新进行缝合，改变折叠处的位置。此时，可以通过改变穹隆处入针点和睑板距离的远近来进行调节。

6. 结扎缝线

在确认左右没有差异、睑裂形态合适的情况下，结扎褶皱处缝线。进行4重结扎。剪断线结，线结断端不要残留过大。如果睑裂形态良好，可仅于一处做出折叠。此时如果角膜外侧缘对应点和内侧缘对应点的睁眼幅度也需要矫正，可以在需矫正处缝合牵引线后进行折叠（图2-8-6）。

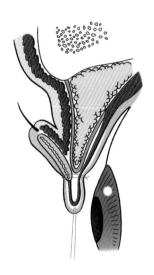 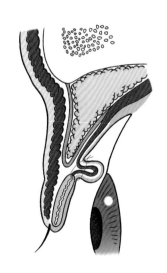

（a）结扎缝线后，结膜和苗勒肌轻度重叠　　　　（b）去除牵引线，眼睑恢复原有状态

图2-8-6　缝线结扎

对于睑缘最高点位于内侧或外侧的患者，可于角膜内侧缘对应点或外侧缘对应点处行折叠术。术中可通过调节折叠处的位置来调整睑裂形状。

> （ˆ‑ˆ）虽然从经验上来说，14mm是折叠术的标准量，但在调整左右差异时，也有采用5mm的折叠量就足够的情况。对于睁眼力量弱的患者，也有采用20mm折叠量的情况。

▨ 术后护理　　　术后第1天冷敷上睑。

● 本术式的优缺点、术后注意事项和预后

- ◉ 同经皮肤入路的方法相比，本术式术后肿胀轻，由于肿胀而引起的睁眼受限较少。术后1～2周，由于上睑的肿胀可能导致重睑消失。
- ◉ 多数患者在水肿消失后重睑得以恢复，但也有部分患者之后重睑消失或变浅。
- ◉ 由于睫毛正上方的皮肤松弛，睫毛可能被其上方皮肤覆盖，单睑不能变为重睑。
- ◉ 术后由于睁眼幅度加大，眉毛下降而导致重睑变窄。同经皮肤入路的方法一样，本术式术后也可能发生两侧睁眼幅度存在差异、内侧和外侧的眼睑上提量不等、术后上睑下垂复发以及眉毛下垂等症状。术后有可能恢复原状，也有患者可维持上睑下垂改善的效果1年以上。
- ◉ 对前徙量的修正，需要在术后1周以上，肿胀消失后进行判断。要进一步增大睁眼幅度，可追加折叠幅度，此操作较为容易。如果要减小睁眼幅度，需要切开结膜和苗勒肌，找出缝线并将其拆除。
- ◉ 本术式可以与埋线重睑术同时进行，但本术式术后最好1～2周再决定是否进行埋线重睑术。

> （ˆ‑ˆ）对于单睑或内双的患者，由于睁眼时皮肤遮盖睑缘，确认其准确睁眼量较为困难。

案例展示见图2-8-7～图2-8-9。

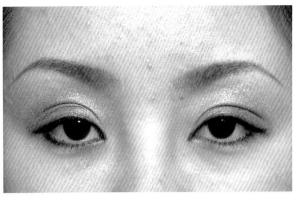

（a）术前。化妆后状态

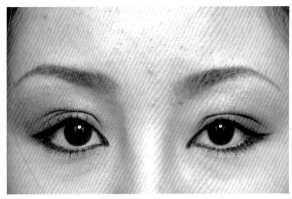

（b）埋线法治疗上睑下垂术后即刻

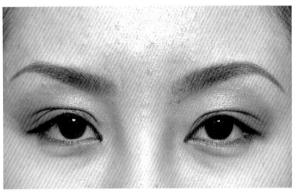

（c）埋线法治疗上睑下垂术后1周

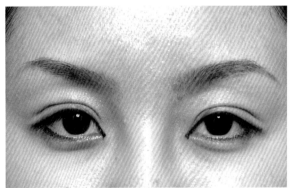

（d）拆除原有的埋线重睑线后，行新的埋线重睑术后1周

图2-8-7　案例1

患者已经接受了3次埋线重睑术，重睑宽度较大，右侧变为了3重睑。将眼线画粗的话会给人一种怒目圆睁之感，但如果不化妆，则会给人一种昏昏欲睡之感。在进行埋线法治疗上睑下垂时，睑裂开大幅度过大，原来看起来昏昏欲睡的宽幅重睑变得过于狭窄。尽管如此，此时埋线法做出的2重睑或3重睑的重睑线十分不自然，拆除原来埋线法的缝线，采用两针法埋线重睑术埋入新的缝线，做出平行型重睑

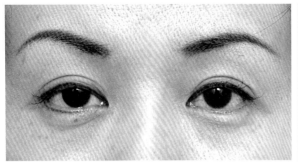
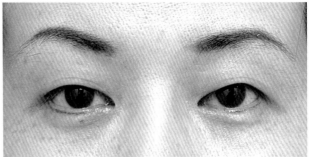
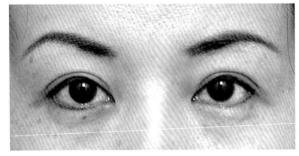

a	b
c	

（a）术前。中度上睑下垂

（b）埋线法治疗上睑下垂术后1周。原来的重睑线变浅消失，变为单睑。虽然待水肿消失后，重睑线可能恢复，但患者要求进行埋线重睑术

（c）追加埋线重睑术后3个月

图2-8-8　案例2

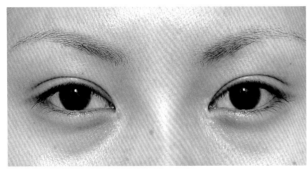
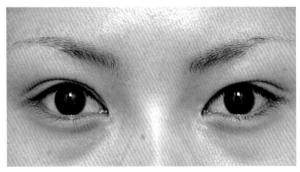
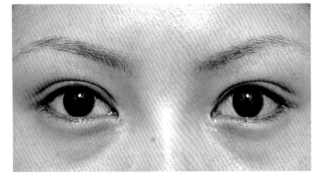

a	b
c	

（a）术前。轻度上睑下垂，既往曾接受埋线法重睑术

（b）行埋线法治疗上睑下垂术后1年。随睁眼幅度加大，重睑宽度变窄

（c）为增大重睑宽度，行全切开重睑术2个月后

图2-8-9　案例3：埋线法治疗上睑下垂的案例

9 上睑下垂筋膜移植矫正术

■适应证　　上睑提肌功能不良，主要表现为下视和上视时上睑移动距离小于6mm，仅靠提上睑肌无法上提眼睑而需要额肌来带动。术前提上睑肌移动量在6mm左右的患者，可试行提肌腱膜前徙术。如果术中发现提上睑肌移动量小或无法充分睁眼，可改行筋膜移植术。

■设　计　　对于单侧上睑下垂的患者，依据正常侧的重睑线设计患侧重睑线。如果正常侧没有切除皮肤，则患侧也不进行皮肤切除。对于双侧上睑下垂的患者需先确定重睑线，将泪道探钩置于设计好的重睑线处，并将探钩上压辅助睁眼从而确定重睑宽度。睑缘与重睑线（皮肤切口）间的距离至少为8mm。

　　对于皮肤松弛的患者，使用泪道探钩上压上睑皮肤时重睑线被遮盖，可用手辅助上提眉毛以得到满意的重睑宽度，对切口正上方被上提的皮肤和眉毛正下方的皮肤进行切除。

　　于眉毛正上方与眼睑中央对应的位置设计1条2cm的横向切口。

　　筋膜首选颞深筋膜，也可根据患者的要求选择阔筋膜。一侧眼睑大约需要长3.5cm、宽2cm的筋膜。

■麻　醉　　应用含1∶10万肾上腺素的1%利多卡因，沿上睑和眉毛正上方的皮肤切口线周围皮下注入，每处1mL。用生理盐水将含1∶10万肾上腺素的1%利多卡因稀释4倍，用于筋膜供区麻醉。

■手术步骤　**1. 切取颞深筋膜**

　　于一侧颞区做4cm长的皮肤切口。切口平行于颞区毛发走行方向。

　　切开帽状腱膜（帽状腱膜上有颞浅静脉走行），可见白色光滑的颞深筋膜。沿颞深筋膜上方进行广泛钝性剥离。切取1片或2片宽20mm、长35mm的筋膜。止血、缝合帽状腱膜和皮肤。保留切取的筋膜上方10mm的长度，并将余下的25mm长的筋膜切成4条宽5mm的带状（图2-9-1）。

　　2. 切开皮肤

　　沿设计的重睑线切开。按术前设计切除皮肤及其下方的眼轮匝肌。切开眶隔，确认提肌腱膜。

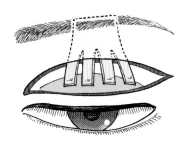

图2-9-1　筋膜移植术矫正上睑下垂

上提角膜内侧缘对应点、中央对应点、外侧缘对应点和外侧缘外侧对应点4个点

提肌腱膜功能不全的患者其上睑提肌脂肪样变性常常很明显，睁眼时上睑提肌几乎不收缩。需切除提肌腱膜表面的横向韧带。

3. 显露睑板

切除睑板前的眼轮匝肌和脂肪组织，由内至外显露睑板。嘱患者正视前方，于睑缘皮肤处标记角膜内侧缘对应点、中央对应点、外侧缘对应点以及角膜外侧缘与外眦角之间中点对应点。

4. 在眉毛正上方做隧道

在眉毛正上方做2cm的切口，于皮下组织深层向下进行剥离，直至与眶隔和提肌腱膜间的间隙相连通。

5. 在眉毛上方缝合筋膜

从上方插入蚊氏钳，钳夹筋膜上端并从眉毛上方的切口处拉出。展开筋膜与皮下组织缝合固定，缝合眉毛上方的皮肤切口。

6. 将筋膜与睑板缝合固定

固定的方法同腱膜前徙术，从角膜中央开始将筋膜缝合于睑板上。用6-0可吸收缝线将腱膜缝合固定于睑板上缘下方1mm处或2mm处。用蝴蝶结做临时固定并确认睁眼程度，睁眼量不足时改变筋膜处的进针点。

嘱患者坐起确认睁眼幅度非常重要。

两侧的角膜中央对应点固定完成后，如果两侧睁眼幅度一致，改蝴蝶结为最终固位结。在角膜内侧缘对应点、角膜外侧缘对应点和角膜外侧缘外侧对应点处，将提上睑肌筋膜与睑板缝合固定，确认睁眼时的睑裂形状。

在固定处远端保留5mm的移植筋膜，以便于术后睁眼过强时对筋膜进行松解修复。

7. 缝合固定重睑线

按照眼睑皮肤、筋膜、眼睑皮肤的顺序进行缝合，缝合处为角膜内侧缘对应点、中央对应点、外侧缘对应点和外侧缘外侧对应点4个点。

> （^–^）可以将筋膜分成4条，分别固定于眉毛上缘，便于在眉毛上缘处调节睁眼幅度，也便于术后调整。

■**术后护理** 术后第1天冰敷上眼睑。2天后可清洗局部创面。7天后拆除上睑和眉毛的缝线，10～14天拆除颞区缝线。

●本术式的优缺点、术后注意事项和预后

与术中进行睁眼确认时相比，术后眉毛的上抬量也就是额肌的收缩幅度有可能减小，术后的睁眼幅度也相应变小。如果术后7天时睁眼量不足，可于眉毛正上方或重睑线对应的睑板处缩短筋膜。

案例展示见图2-9-2、图2-9-3。

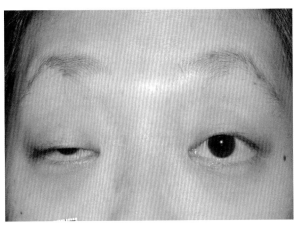 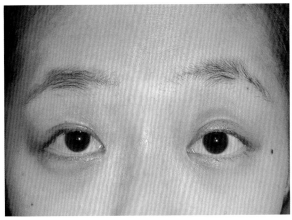

（a）术前。右侧重度上睑下垂，提肌功能几乎完全丧失　　（b）术后4个月。行筋膜移植术，并于眼睑4个点处进行提升。左侧行埋线重睑

图2-9-2　案例1：4个点提升的案例

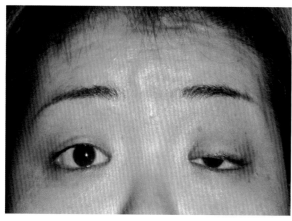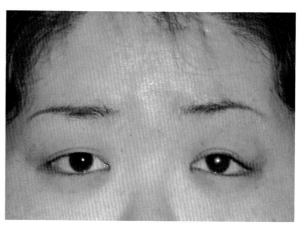

（a）术前。左侧重度上睑下垂，提上睑肌功能几乎完全丧失　（b）筋膜移植术，缝合处为上提角膜内侧缘对应点、中央对应点和外侧缘对应点3个点，术后6个月。角膜外侧的上提不足，睑裂形态不良

图2-9-3　案例2：外侧提升不足的案例

采用筋膜移植术上提眼睑，角膜外侧缘外侧对应点的上提比角膜外侧缘对应点的上提更为重要

10 上睑凹陷矫正：透明质酸注射

■适应证　　　上睑凹陷多伴随上睑下垂。眶隔前脂肪组织在眶上缘较厚，睫毛侧较薄。腱膜性上睑下垂时，眉毛上提带动较厚的眶隔前脂肪组织上提，同时眶隔脂肪随上睑提肌腱膜的后移而向后侧移动导致上睑凹陷。即使没有上睑下垂，眶隔前脂肪和眶隔脂肪的减少也会产生上睑凹陷。对于确诊为上睑下垂者，修复手术（提肌腱膜前徙术）是首选方法。对于不愿接受上睑下垂矫正术的患者，可行注射填充。同时正面观睁眼量足够的患者也可采用注射填充法改善上睑凹陷。

　　　　　　　透明质酸注射填充并非永久性改善，对于对修复效果有疑虑的患者可首选可吸收材料进行填充。

■麻　醉　　　术中需根据凹陷的程度调整填充量，所以避免局部注射麻药。可以在上睑外敷利多卡因乳膏。

■手术步骤　**1. 确定注射部位**

　　　　　　　嘱患者取坐位并正视前方，标记凹陷部位。通常在眶上缘正下方为凹陷最深处。注射的层次为眶上缘附近眶隔前脂肪组织内和眶隔后方眶隔脂肪组织内（图2-10-1）。

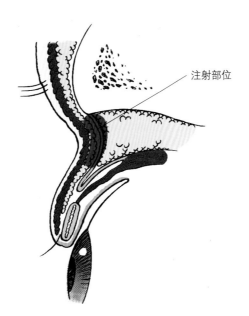

注射部位

图2-10-1　注射部位

为改善上睑凹陷，在眶隔前脂肪组织和眶隔后眶隔脂肪组织内进行注射

如果注射层次进入皮肤和眼轮匝肌内过浅，则可见明显的填充物轮廓。如果在眶隔脂肪内注射，虽然不会产生外观上的凹凸不平，但是对上睑凹陷的改善作用不明显。可先在深层注射，如果之后上睑凹陷改善不充分，可于眼轮匝肌深面进行补充注射。

2. 透明质酸注射

在眶隔脂肪组织内进行注射时，针头抵住眶上缘稍后方的眶上壁进行注射。

正确地进行眶隔前脂肪组织内注射有一定难度。可以将针尖抵住眶骨上缘，在其略前方进行注射。

取仰卧位进行注射，每次少量注射后取坐位确认效果，待凹陷完全改善时结束注射（图2-10-2）。

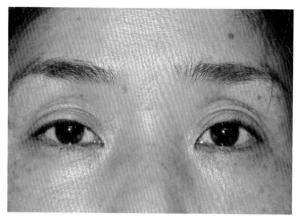 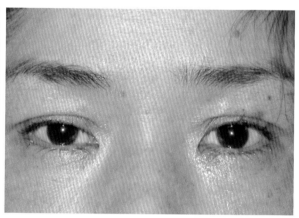

（a）术前。上睑凹陷。上睑下垂表现为眼睑覆盖角膜上缘 3mm，眉毛上抬，重睑宽，重睑线变浅，重睑褶皱增多

（b）每侧注射透明质酸0.5mL后1周

图2-10-2　案例1

（ˆ–ˆ）理想的注射层次为眶隔前组织，但这在实际操作中并不可行。

（*–*）文献报道，在眶隔后的眶隔脂肪内进行注射时有导致失明的风险，在眶隔前进行注射时如果误入眶上动脉或滑车上动脉，也有导致失明或脑梗死的风险。

如果注射时发生内出血，可立刻用手指压迫上睑皮肤。为了减少内出血的发生，注射时可选用钝针。

■术后护理　对于眼轮匝肌和皮肤菲薄的患者，如果在眼轮匝肌下进行注射，则填充剂轮廓外现。此时，可用手指按摩上睑皮肤使填充剂扩散。

● 本术式的优缺点、术后注意事项和预后

● 填充效果可持续6~12个月。

● 本方法与注射填充法令纹相比，持续时间较长。虽然注射效果非永久是一大缺点，但当发生注射后凹凸不平或注射剂量过多导致局部膨隆时，可待其自然缓解消失则是其优点。不要因为填充剂会被吸收而进行过度矫正。效果不满意时可追加注射。

案例展示见图2-10-3。

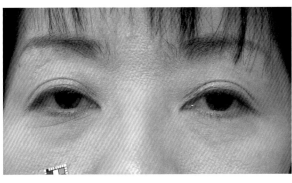 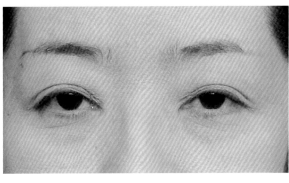

（a）术前　　　　　　　　　　　　　　　　（b）上睑透明质酸注射填充后8个月

图2-10-3　案例2

11 上睑凹陷矫正：脂肪注射填充

■适应证 与上睑凹陷透明质酸注射填充的适应证相同，但脂肪注射填充适用于希望长期保持填充效果的患者。在修复上睑下垂时，与透明质酸注射相比，越来越多的患者选择脂肪填充。

■麻 醉 用于填充的脂肪多取自下腹部，也可取自上臂处。将含1∶10万肾上腺素的1%利多卡因用生理盐水稀释4倍后用于供区麻醉。上睑凹陷处麻醉使用含1∶10万肾上腺素的1%利多卡因。上睑注射麻醉剂前，嘱患者取坐位标记凹陷部位。边观察凹陷情况边进行少量注射，当得到满意的注射效果时记录麻醉剂用量。改善凹陷所需要的填充容量为1.0~1.5mL。

■手术步骤 **1. 脂肪抽吸和准备**

抽吸脂肪时尽量使用细的吸脂针（直径2mm），将吸脂针与注射器连接在一起并施加负压进行提取。吸出的脂肪用生理盐水冲洗去除血块后置于纱布上，去除多余水分。将脂肪放入1mL注射器内并使用20G针头进行注射。

不同患者脂肪填充后的存活率不同，平均为10%~50%。为了避免过度膨隆，注射量以进行局部麻醉前所测量的凹陷量的2倍为宜。

2. 脂肪注射

在局部麻醉前对上睑注射部位进行标记。注射层次为眶上缘附近的眶隔前脂肪组织和眶隔后方的眶隔内脂肪组织。进针后抵住眶上壁前缘或稍后方的骨面进行注射，每次注射量要尽可能少（0.1mL）。

■术后护理 用手指捏住上睑皮肤进行充分的按摩，使填充脂肪向周围扩散。脂肪供区于7天后拆线。

◗本术式的优缺点、术后注意事项和预后

● 由于针尖刺入造成的水肿和由于填充过多脂肪造成的局部膨隆于术后2周逐渐消失，术后1个月时发生脂肪吸收。上睑下方注射的脂肪在闭眼时会出现明显膨隆，因此应尽量集中在眶上缘附近进行注射。

（ˆ–ˆ）脂肪注射比透明质酸注射更容易形成肿物样结构。

（*–*）部分患者在术后1个月时填充的脂肪被完全吸收，而透明质酸注射不会在1个月后被完全吸收。

案例展示见图2-11-1。

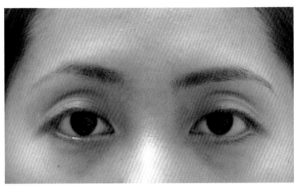 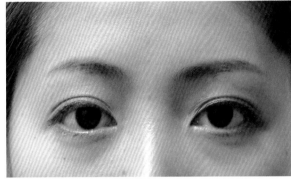

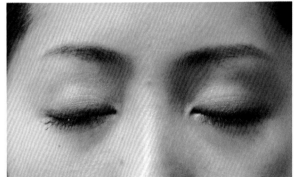

a	b
	c

（a）术前。轻度上睑下垂，上睑凹陷，重睑线变浅

（b、c）脂肪填充后3个月。上睑凹陷消失，重睑线清晰，
上睑下垂消失。闭眼时，脂肪填充轮廓不明显

图2-11-1　案例：脂肪填充患者

12 上睑凹陷治疗：脂肪移植

■适应证　　　　上睑凹陷多与上睑下垂并发，对于凹陷严重的上睑下垂更是如此。为行脂肪移植需切开上睑皮肤，可同时进行上睑下垂矫正术（图2-12-1）。仅行上睑下垂矫正术后上睑凹陷也可变浅，判断是否需要同时进行脂肪移植术较为困难。可于术前嘱患者闭眼，再下压额部皮肤，模拟上睑下垂矫正术后上睑凹陷的状态。对模拟时上睑凹陷仍十分明显的患者可以施行脂肪移植术。

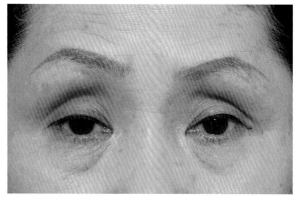
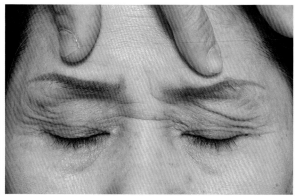

a	b
c	

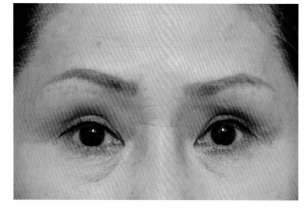

（a）术前。双侧中度上睑下垂，上睑凹陷深。左右两侧眉毛高度不一致

（b）术前。嘱患者闭眼并下压眉毛，眶上缘处上睑凹陷仍然存在

（c）在睫毛缘上方8mm确定重睑线，切除5mm宽的皮肤，行提肌腱膜前徙术联合脂肪移植术。术后9个月。上睑凹陷消失，眉毛高度降低，左右高度差仍存在

图2-12-1　提肌腱膜前徙术联合脂肪移植术

■设　计　　　　患者取仰卧位，测量上睑凹陷区域的大小，一般为长3cm、宽1cm左右。脂肪供区多选取腋下（靠近上臂内侧）或腹股沟区。在腋窝毛发区和上臂交界处设计1条3cm长的皮肤切口，切口垂直于上臂纵轴。

　　　　一侧上睑凹陷需切取皮下脂肪大小为3cm×5cm，双侧上睑凹陷则加倍。

　　　　上睑的切口与普通上睑下垂矫正术相同，确定重睑线高度（一般为睫毛缘上8mm）和皮肤切除量。对于上睑凹陷严重的患者，由于皮肤沿凹陷区域下陷，所以难以确定保留的皮肤量，对此可暂时不在脂肪移植时切除皮肤，可择期再进行下垂皮肤的切除。

■麻　醉　　　将含1∶10万肾上腺素的1%利多卡因用生理盐水稀释4倍后用于脂肪供区（上臂内侧或腹股沟区）的局部麻醉。对上睑进行局部麻醉前，先按上睑凹陷形状对切取后准备进行移植的脂肪进行修剪。随后对上睑进行局部麻醉，与上睑下垂提肌腱膜前徙术相同，采用含1∶10万肾上腺素的1%利多卡因进行麻醉，每侧1~2mL。为避免眼轮匝肌内血肿，注射部位要尽量浅。

■手术步骤　　**1. 切取脂肪移植物**

在腋窝毛发区和上臂交界处做1条3cm长的皮肤切口，切口方向垂直于上臂纵轴。沿皮肤正下方进行剥离，切取2块筋膜浅面脂肪组织，每块大小为3.0cm×1.5cm。彻底止血，分层缝合关闭创口。

对于上臂皮肤松弛的患者，可切除3cm×3cm大小的皮肤及皮下脂肪，之后再分离切除皮肤。

2. 修剪脂肪移植物

对上睑进行局部麻醉前，嘱患者取仰卧位并闭眼，将脂肪片置于上睑凹陷处。修剪脂肪移植物（图2-12-2），使其恰好可填充眶上缘下方的凹陷区，使凹陷平整。

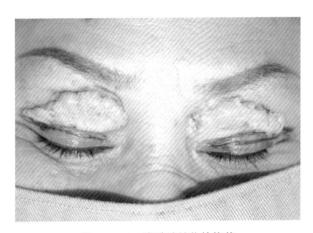

图2-12-2　脂肪移植物的修剪

将从腋窝部位切取的脂肪移植物置于上睑凹陷处，修剪脂肪移植物，使其恰好填平凹陷处

3. 眶隔前剥离和腱膜前徙

对上睑进行局部麻醉后开始手术。

切开皮肤和眼轮匝肌，确认眶隔。提起眼轮匝肌和眶隔前脂肪，沿眶隔表面进行剥离，剥离至眶隔上方5mm的眶上缘骨膜处。之后于睑板上缘处切开眶隔，分离提上睑肌腱膜，行提肌腱膜前徙术。

4. 眶隔脂肪前徙

将眶隔脂肪下拉至腱膜前徙固定连接处，并用6-0尼龙线缝合于腱膜上。

5. 眶隔前脂肪移植

将切开的眶隔与提肌腱膜的断端缝合。将准备好的脂肪移植物移植于眶隔表面。

将移植物的上缘与眶上缘的骨膜相缝合（图2-12-3），随后将脂肪移植物展开平铺，将其下缘和眶隔相缝合。最后将皮肤和腱膜的断端相缝合，固定重睑线，关闭切口。

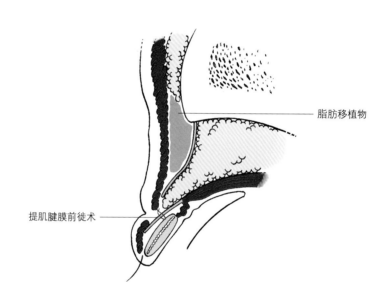

脂肪移植物

提肌腱膜前徙术

图2-12-3　脂肪移植的位置

行提肌腱膜前徙术的同时也对眶隔脂肪进行前徙。将脂肪移植物移植于眶隔前眶上缘下方

■**术后护理**　术后第1天冷敷上睑以减轻术后肿胀，2天后可清洁创面，7天后拆除上睑缝线。

●本术式的优缺点、术后注意事项和预后

● 本术式的术后脂肪吸收率比脂肪注射小。对上睑凹陷改善不充分时，会有凹陷残留，但过矫正时会造成局部膨隆，易产生纠纷，因此选取移植的脂肪大小时，应以该脂肪移植后上睑轻度凹陷或刚好平整为准。由于在上睑下方进行脂肪移植后，闭眼时局部膨隆明显，因此需将脂肪移植物较厚处尽量向眶上缘集中。

（ˆ–ˆ）与上睑下垂矫正同期进行非常重要，同时可以减少脂肪移植物的大小。

13 内眦切开术（Z 成形术）

■**适应证**　　　适用于由于内眦赘皮导致的泪阜被遮盖，或内眦间距离过长者。内眦切开会使开扇型重睑的形状更接近平行型重睑的形状。睑裂横径变长，眼睛看起来变大。内眦距离大时，正面看起来会给人以鼻梁低平感，可通过内眦切开术进行改善，使得鼻背看起来高直。内眦赘皮严重者，可试用手指牵拉内眦间的皮肤进行模拟设计，但对于两眼间距离窄者，不宜行内眦切开术［内眦间距离小于35mm者（图2-13-1、图2-13-2）慎行此手术］。

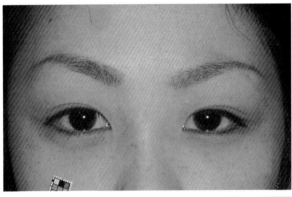
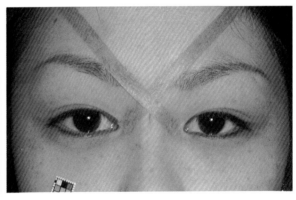

a	b
c	

（a）术前。内眦间距离32mm。平行型重睑，患者希望面容看起来更立体

（b）用胶带模拟内眦切开效果，眼间距变窄，确认患者的感受

（c）内眦切开术后3个月。内眦间距离30mm，无不自然感

图2-13-1　内眦间距小于35mm的案例
虽然内眦间距离在35mm以下，但也不是绝对不可以施行内眦切开术，术前模拟十分重要

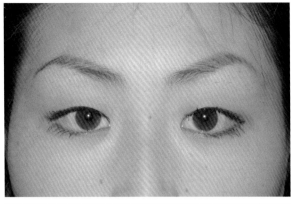
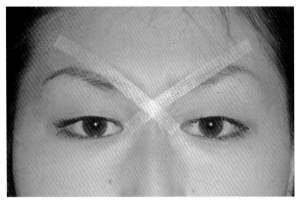
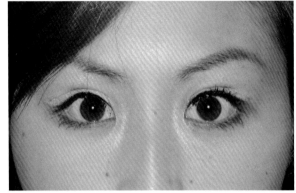

a	b
c	

（a）术前。内眦赘皮严重，内眦间距离为31mm

（b）用胶布模拟内眦切开，双眼距离过近，外观不自然

（c）切除皮肤做成宽幅重睑，行提肌腱膜前徙术后3个月。
　　虽然仍有内眦赘皮，但眼睛变圆、变大、变明亮

图2-13-2　不适合内眦切开的案例

　　被内眦赘皮遮盖的泪阜形态各异，有三角形、圆形还有四边形，三角形又分为横向长的三角形和纵向长的三角形。内眦赘皮通常由外上方向内下方走行（眉毛上抬力量强时，形成由下向上走行的褶皱）。也就是说，泪阜的内上方被内眦赘皮遮盖，露出的内下方泪阜多为锐角三角形。切开内眦角，完全显露泪阜时，对于泪阜形状为横边长的三角形的患者，没有不自然之感。但对于泪阜形状为四边形的患者，完全暴露泪阜，则泪阜形态不自然（图2-13-3）。保留一部分内眦赘皮效果会更好。

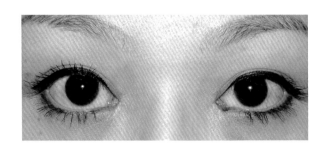

图2-13-3　内眦切开术后

四边形泪阜完全露出，形态不自然

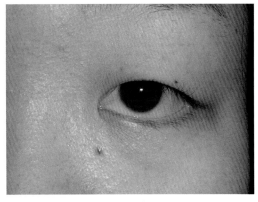

（a）向外下方延伸的内眦赘皮

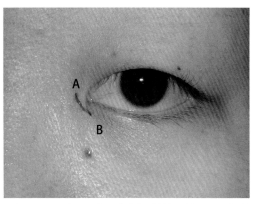

（b）画一条线，连接泪阜内侧端的投影点和内眦赘皮的下端

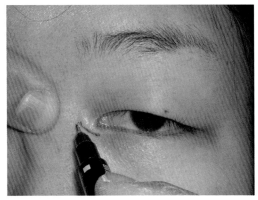

（c）按患者期望牵拉内侧皮肤，暴露泪阜，将笔尖放置于A点

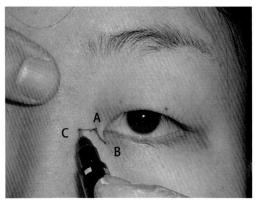

（d）放开牵拉内侧皮肤的手指，标记皮肤回到原位时A点的移动轨迹

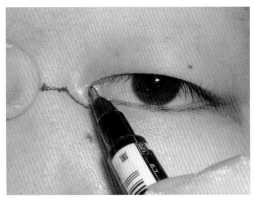

（e）由内眦赘皮的顶点向泪阜的内侧端画线。依据泪阜露出程度的不同，线的终点可以到泪阜，也可以到泪阜前

图2-13-4　内眦切开的设计

■ **设　计**　　标记内眦泪阜内侧端在内眦赘皮上的投影点（A）。标记内眦赘皮下端（B），画线连接A点和B点（图2-13-4b）。嘱患者持镜自视，向内侧牵拉内眦内侧皮肤，显露泪阜（图2-13-4c）。

按患者期望显露泪阜并将笔置于A点处，此时放开内侧牵拉皮肤的手指，内眦处皮肤回到外侧的过程中引出1条由A点开始向内侧的水平线（图2-13-4d）。将这条线的内侧端标记为C点。内眦赘皮连接上睑和下睑，对于没有下端的内眦赘皮，可先确定A点和C点，于内眦赘皮边缘标记B点，使A-C长度和A-B长度相等。

将内眦皮肤向内侧牵拉，显露泪阜，由B点向泪阜引1条直线（图2-13-4e）。

对于希望完全显露泪阜的患者，连线可向泪阜结膜延伸（图2-13-5）。

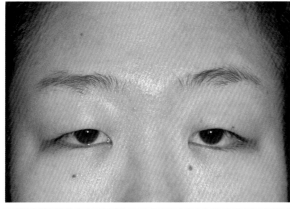
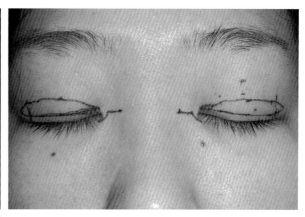
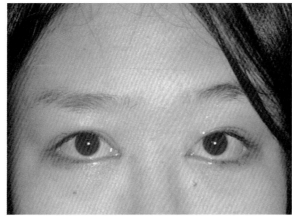

a | b
c |

（a）术前。患者为单睑，下垂的皮肤遮住睑裂，内眦赘皮
向外下方延伸

（b）切开重睑和内眦切开的设计。皮肤切除和Z成形术切口
间没有相互连接

（c）切除皮肤的全切重睑术联合内眦切开术后4个月。泪
阜完全显露

图2-13-5　完全显露泪阜的案例

对于不愿意完全显露泪阜的患者，牵拉皮肤确定C点位置，此时从泪阜向遮盖泪阜
的皮肤边界画线，此处多位于泪阜前2mm。从B点向泪阜方向画线，线终点为D点（图
2-13-6、图2-13-7）。

根据患者的要求，决定是否完全显露泪阜。

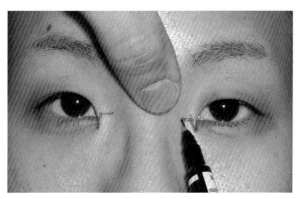
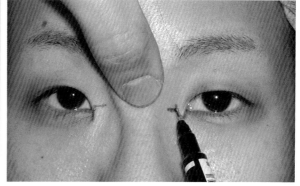

（a）内眦赘皮向正下方延伸的患者行内眦切开术。由泪阜
内侧方投影点A开始，向内眦赘皮的顶点画线

（b）根据希望显露泪阜内侧端的程度，调节内眦切开的程
度。设计时向内侧牵拉程度较小，根据此时皮肤的移
动距离画1条水平线

图2-13-6　未完全显露泪阜的术前设计

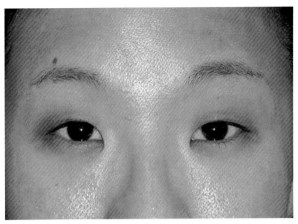 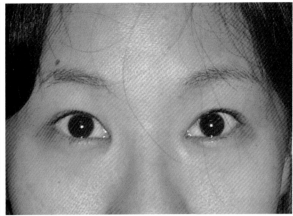

（a）术前。内眦赘皮向正下方延伸　　　　　　（b）按设计进行内眦切开。上睑皮肤切除联合提肌腱膜
　　　　　　　　　　　　　　　　　　　　　　　　前徙术后3个月，泪阜内侧端被遮盖

图2-13-7　图2-13-6案例的术后效果

> （^-^）东亚人中，泪阜成尖细的锐角，如果完全显露则外形不自然。
> （*-*）泪阜的形状存在个体差异。如果显露出来内侧端圆钝的泪阜会显得不自然、不美观。

内眦赘皮垂直向下方延伸时（图2-13-4），A-C间为1条直线；内眦赘皮呈弧状向外下方延伸时（图2-13-4），A-C间呈弧线。

■麻　醉　　　向内侧牵拉内眦皮肤，用含1∶10万肾上腺素的1%利多卡因，于D点、B点、A点、C点进行麻醉，单点注射剂量为0.1~0.2mL。

■手术方法　**1. 切开皮肤**

助手向内侧和上下方牵拉内眦皮肤，绷紧切开线处的皮肤。用11号手术刀沿D-B、B-A、A-C的顺序切开皮肤（图2-13-8）。

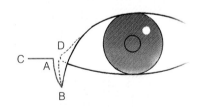

图2-13-8　Z成形术的设计

A点为泪阜内侧端的投影点，B点为内眦赘皮的顶点，C点和D点的位置根据泪阜的显露程度决定

2. 切开眼轮匝肌

再次绷紧皮肤，使用尖端锐利的眼科剪，剪开皮下的眼轮匝肌。眶内侧缘的骨膜上有被膜包裹着的眶隔脂肪组织，完全离断眼轮匝肌，展开A-C点处的皮肤和内眦韧带。助手放开受牵拉的皮肤，上下交换D-B$_2$-A$_2$皮瓣和B$_1$-A$_1$-C皮瓣（图2-13-9）。

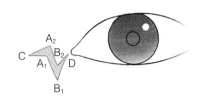

图2-13-9　切开眼轮匝肌
Z成形切开后，交换三角皮瓣C-A$_1$-B$_1$和三角皮瓣A$_2$-B$_2$-D的位置

3. 缝合

用6-0尼龙线缝合皮瓣B$_1$-A$_1$-C的顶点A$_1$和D点。接着缝合皮瓣D-B$_2$-A$_2$的顶点B$_2$和C点（图2-13-10），单层缝合皮肤关闭切口。

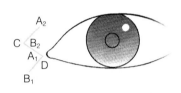

图2-13-10　缝合
分别缝合B$_2$和C、A$_1$和D

4. 处理猫耳畸形

猫耳畸形常出现在皮瓣D-B$_2$-A$_2$处，经1~3个月可自行消退。如果患者介意猫耳畸形的存在，可于A$_2$点进行皮肤切除来消除猫耳畸形。

▌术后护理　　术后7天拆线。对于完全显露泪阜的患者，由于泪阜（D点）附近局部张力较大，拆除泪阜部缝合线时皮肤必然受到牵拉，泪阜附近的创口容易裂开，可于手术10~14天后拆除泪阜附近的缝线。

●本术式的优缺点、术后注意事项和预后

● 与内田法（W成形术）相比，本术式更简便。内田法术后，会在W的中央形成类似内眦赘皮的网状瘢痕，而Z成形术后很少因瘢痕形成褶皱。但是如果C点和D点的位置选择不当，会造成内眦赘皮改善不充分。此时应再次切开，增加C点和D点间距离。

> （ˆ-ˆ）仅采用本术式，不能将开扇型重睑完全变为平行型重睑。如果希望得到平行型重睑，需要整体扩大重睑宽度或适度扩大内侧宽度，因此需要联合进行重睑术。

● 对于内眦赘皮伴内侧的重睑线位置较高的患者，多做平行型重睑。对于仅行重睑术不能做出平行型重睑的患者，行内眦切开术即可做出平行型重睑（图2-13-11）。

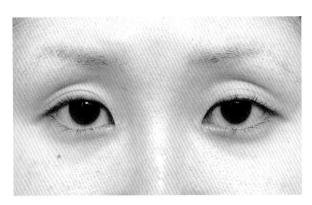

（a）睁眼力量弱，上睑存在凹陷。在睫毛缘上方9mm处设计重睑线，切开皮肤，行提肌腱膜前徙术

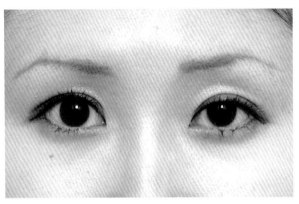

（b）术后4个月，左侧睁眼效果不佳。行切开术试图做出平行型重睑，但重睑线与内侧的内眦赘皮斜向交叉。切开左侧的重睑线，显露提肌腱膜，将固定提肌腱膜的缝线全部从睑板上拆除，重新进行提肌腱膜前徙，并将其固定于睑板上。为松解内眦赘皮行Z成形术切开内眦角。不要求完全显露泪阜，于泪阜前3mm处行Z成形术

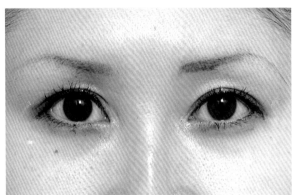

（c）修复术后8个月。左右两侧睁眼差异消失，形成没有内眦赘皮的平行型重睑

图2-13-11　仅行重睑术无法做出平行型重睑，行内眦切开术后，做出平行型重睑

案例展示见图2-13-12、图2-13-13。

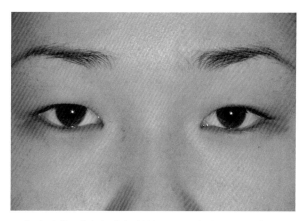

（a）术前。拟行切除皮肤的切开法重睑联合内眦赘皮矫
　　正术

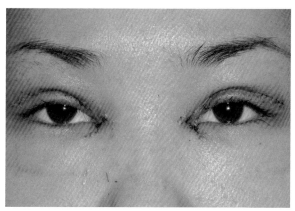

（b）切开法重睑联合内眦切开术后7天，缝线拆除后

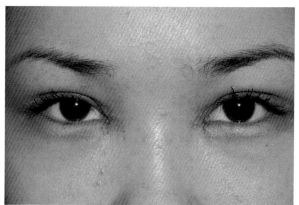

（c）术后10天化妆后。通过化妆可遮盖创口

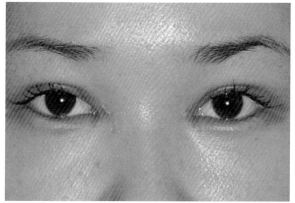

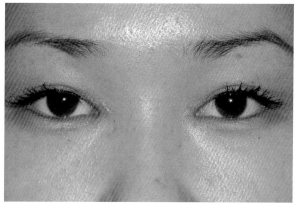

（d、e）术后1个月。创口仍然发红，但化妆遮盖后不明显

图2-13-12　案例1

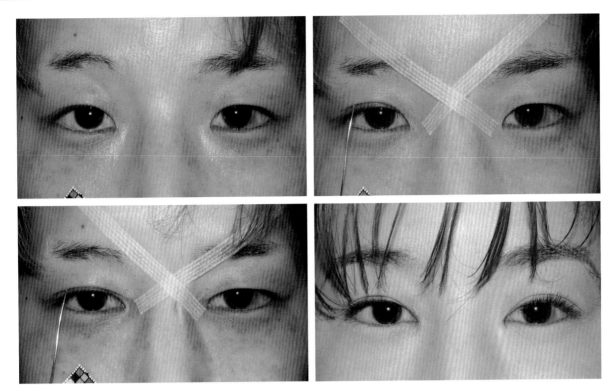

（a）术前	（b）重睑术联合内眦切开术的模拟效果。用胶带轻轻向内侧牵拉内眦角皮肤，形成内侧重睑被遮盖的开扇型重睑
（c）用胶带用力向内侧牵拉内眦角皮肤。重睑线高度不变，但重睑变为平行型	（d）保守的内眦切开联合埋线重睑术后3个月

图2-13-13　案例2

14 外眦切开术

■适应证　外眦切开的目的是为了向外侧延长睑裂的横径，适用于希望使睑裂更长的患者。

被外侧穹隆部遮盖的球结膜部分（眼白）决定了外眦可以向外侧的延长量，不同患者可延长量不同。穹隆深度为1mm时，外眦几乎没有任何延长效果。延长量不能超过被遮盖的眼白量，应向患者解释可以达到的延长效果（图2-14-1），再由患者决定是否接受手术。

进行外眦切开术时，需切断下睑的外眦韧带，下睑水平方向张力降低，下睑缘（特别是外侧）下降。

本术式同下睑下至术联合应用时，可增强下睑缘下降的效果。

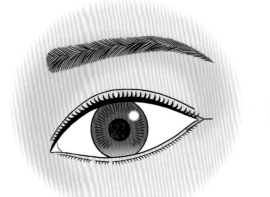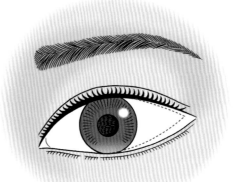

图2-14-1　外眦切开术后眼部的变化

红色虚线所示为术前的睑裂位置

■设　计　嘱患者正视前方，于外眦向其水平外侧方向测量，确定眼白区被外眦穹隆遮盖的程度。于外眦处向其外侧引出1条水平线，长4～5mm。于上下睑缘，距离外眦3mm和5mm处分别进行标记（图2-14-2）。

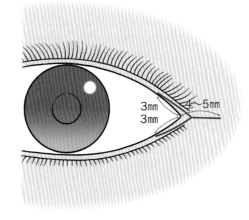

图2-14-2　外眦切开术的设计

■麻　醉　　于外眦的皮肤和上下睑沿着睫毛缘的三角形皮肤处注射含1∶10万肾上腺素的1%利多卡因，单侧剂量1mL。

■手术方法　**1. 牵引线**

使用6-0尼龙线于距离外眦角5mm的上下睑缘处缝合牵引线。

2. 切除灰线

助手向内侧牵拉牵引线，使用11号手术刀于外眦角外侧约1mm处向距离外眦角内侧3mm的上下2点处全层切开睑缘（皮肤和结膜）。使用眼科剪切除包含灰线（上睑缘）在内的V字形组织（图2-14-3）。

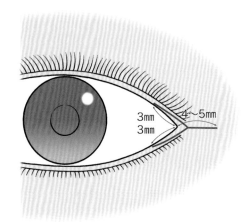

图2-14-3　切除灰线

3. 全层切开外眦

沿术前标记的水平线切开皮肤。结膜侧切开至眼球结膜的移行部。

4. 离断外眦韧带

为松解下睑使其下降，向内侧牵拉下睑缘的缝线，同时用剪刀剪断睑板外侧的皮下组织（外眦韧带）。离断外眦韧带后，睑板远离眶外侧缘下缘。

5. 外眦处皮肤和结膜的缝合

止血后，使用7-0尼龙线缝合结膜切开处的最外侧点和皮肤切开处的最外侧点。之后分别将上眼睑和下眼睑的皮肤和结膜对位缝合（图2-14-4）。为防止缝线末端刺伤眼球，结扎线尾尽可能留长，使用胶带或缝线将其扎成1束固定。

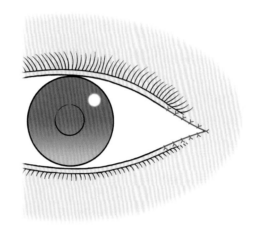

图2-14-4　缝合

■ **术后护理**　　术后7天拆除缝线，最外侧的缝线于10～14天后拆除。

● 本术式的优缺点、术后注意事项和预后

● 睑裂可以向外侧延长的长度与外眦覆盖球结膜的长度相等。外眦外侧结膜囊较浅的患者，外眦延长量较短。如果向外眦外侧切开延伸过多，会露出过多粉红色的结膜，致使眼睑外观极不自然。

● 外眦切开后，被外眦覆盖的球结膜外侧端露出，但向外侧延长的睑缘处睫毛阙如。于睫毛阙如的睑缘处画出眼线，可很好地体现出睑裂向外侧延长的效果。

> （ˆ-ˆ）外眦切开延长后，外眦睑缘处灰线阙如，外观可能看上去不够自然，对此术前需向患者充分告知。

案例展示见图2-14-5～图2-14-7。

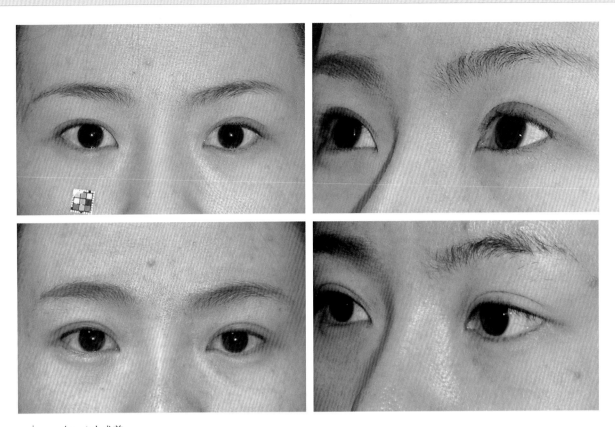

<table>
<tr><td>a</td><td>b</td></tr>
<tr><td>c</td><td>d</td></tr>
</table>

（a、b）术前

（c、d）外眦切开术后3个月。睑裂约向外侧延伸2mm。向外侧延伸的外眦睑缘处睫毛阙如

图2-14-5　案例1：仅行外眦切开术的案例

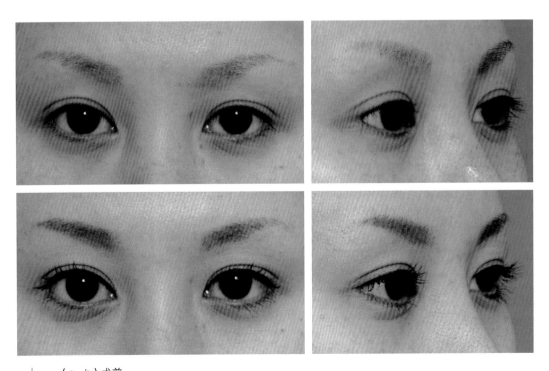

<table>
<tr><td>a</td><td>b</td></tr>
<tr><td>c</td><td>d</td></tr>
</table>

（a、b）术前

（c、d）术后4个月。黑眼球外侧的眼白扩大

图2-14-6　案例2：仅行外眦切开术的案例

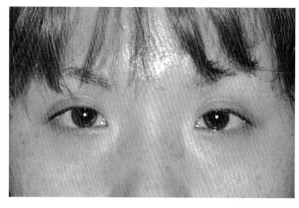 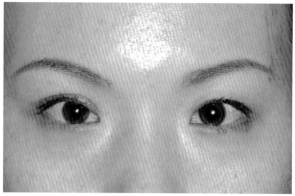

（a）术前。为使眼睛看起来更大，拟行提肌腱膜前徙术联合外眦切开术

（b）提肌腱膜前徙术联合外眦切开术后3个月。由于内侧上提不充分，导致睑裂最高点位于外侧

图2-14-7　案例3：外眦切开术联合提肌腱膜前徙术

15 外眦韧带移位术

适应证　如果眼尾下移，眼睛的形状由上吊变为下垂。相反，如果眼尾上移，眼睛的形状表现为上吊。多数患者要求将眼尾下降，做出下垂的形状（图2-15-1）。在东亚很少有人具有较低的眼尾，再加上最近流行眼尾下垂的妆容，因此，有许多患者要求将眼尾降低。

（˄‐˄）采用颞部提升术或眉外侧提升术将眼尾的多余皮肤上提，适用于拟将下垂的眼睛变为上吊的患者。

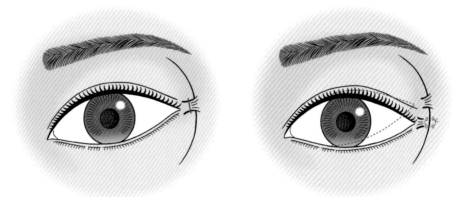

图2-15-1　外眦韧带移动后眼睛形态的变化

设　计　沿外眦处上睑皮肤与下睑皮肤交界处的浅沟（有上睑皮肤覆盖），从外眦角起标记1条长约10mm的切开线。牵拉外眦进行模拟，确定外眦（外眼角）的移动距离。

麻　醉　可以采用局部麻醉，也可以联合静脉麻醉进行全身麻醉。于外眦皮肤切开线和眶外侧缘骨膜的切开线的上方及下方注射含1∶10万肾上腺素的1%利多卡因。

手术方法　**1. 切开外眦角处的皮肤**

沿外眦角处的标记切开皮肤，深达眶外侧缘骨膜。用尼龙线对此处骨膜进行缝合，作为韧带附着点移动时的标记。

2. 于眶外侧的骨膜上进行剥离

于眶外侧的骨膜上分别向上、向下剥离（图2-15-2），剥离上睑及下睑的眼轮匝肌。尽量进行广泛剥离，对外侧颞深筋膜上方也进行剥离。

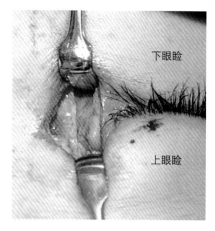

图2-15-2 切开

沿眶外侧缘切开上、下眶隔，上睑外侧的眶隔脂肪疝出

3. 切开眶隔

上睑及下睑的眶隔附着于眶外侧缘，沿眶外侧缘分别于上、下睑眶隔处做1条长约2mm的切口（图2-15-3）。

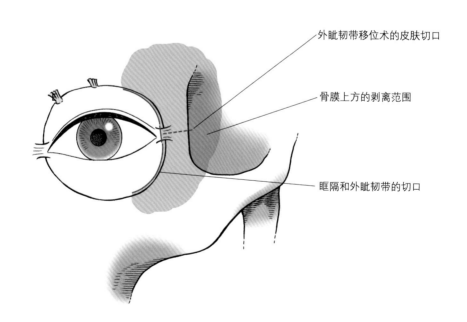

外眦韧带移位术的皮肤切口

骨膜上方的剥离范围

眶隔和外眦韧带的切口

图2-15-3 切开和剥离的范围

4. 切断外眦韧带

切开眶隔，可见外眦韧带的深部附着于眶外侧壁，于附着处近端切断外眦韧带（图2-15-4）。

5. 移动并固定外眦韧带

按术前设定的移动距离，用电钻在眶外侧壁钻孔，用5-0尼龙线将离断的外眦韧带固定于此处。

6. 缝合骨膜

在与眶外侧缘骨膜上标记的尼龙线相距为外眦韧带移动距离处缝合眼轮匝肌断端（图2-15-5、图2-15-6）。于骨膜上留置细引流片，以6-0尼龙线缝合皮肤。

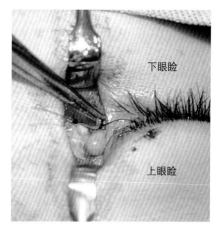

图2-15-4　切断外眦韧带

眶外侧缘骨膜处的尼龙缝线标记了外眦角原来的高度，于切断的外眦韧带断端缝合1条长尼龙线

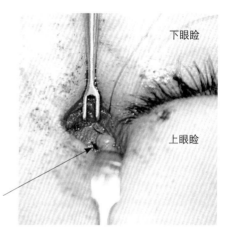

原外眦角位置处的标记线

图2-15-5　下拉外眦韧带并固定

于眶外侧缘骨膜上、标记线下方4mm处缝合下睑的眼轮匝肌

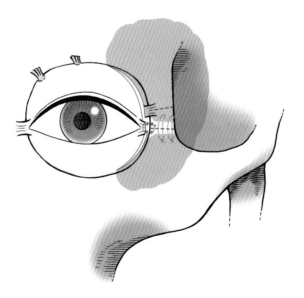

图2-15-6　固定外眦韧带和眼轮匝肌

将缝线穿过骨壁开孔处，下拉外眦韧带并固定。同时将眶外侧眼轮匝肌向下方移动并缝合

■术后护理　　　术后第2天拔出引流，2天后可以清洁面部，术后5～7天拆线。

●本术式的优缺点、术后注意事项和预后

- 由于外眦角的位置不仅靠外眦韧带支持，还依靠眶隔和眶骨与眼轮匝肌间的粘连支持，所以如果上述剥离范围不够充分，得不到足够的移动度，外眦位置术后易产生回缩。
- 年轻患者的眼睑组织和眶骨间粘连程度较重，易发生外眦角下降后回缩。
- 本术式的皮肤切口小但剥离范围广，止血操作较为困难，术后可能产生皮下淤血、淤斑。

> （ˆ‐ˆ）为使眼尾下垂，可以采取以下方法将外眦下移：将下睑缘向外下方移动的下睑下至术、增大上睑内侧重睑的重睑术、将上睑睑裂最高点置于内侧的上睑下垂矫正术和外眦韧带移位术。这几种术式都可以形成外眦的下垂之感。

案例展示见图2-15-7、图2-15-8。

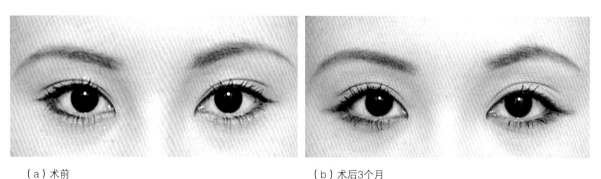

（a）术前　　　　　　　　　　　　（b）术后3个月

图2-15-7　案例1

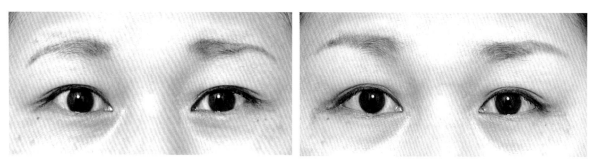

（a）术前　　　　　　　　　　　　（b）术后3个月

图2-15-8　案例2

16 前额上提术：小切口法

■适应证　　　对于重睑窄，想扩大重睑宽度的患者，如果其眉毛到上睑的距离较短，更适合采用前额上提术。平视位时，瞳孔至眉部的距离小于2.5cm时，可大致判断为眉部和上睑距离较短。但是由于眉部至上睑的距离存在个体差异，个人喜好也不尽相同，因此需要根据上提眉部模拟术后的眼周形态来进行判断。

骨膜上剥离法

■手术设计　　　向上牵拉发际线处的皮肤，请患者确认效果（图2-16-1）。此时，在眉毛内侧、中央和外侧之间变换位置进行上提，确认眉毛的形状和重睑的宽度，请患者确定喜欢的上提位置。

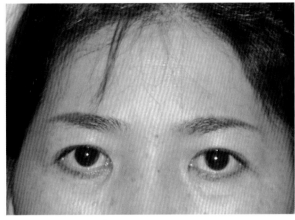
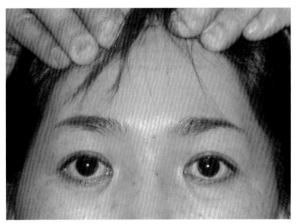
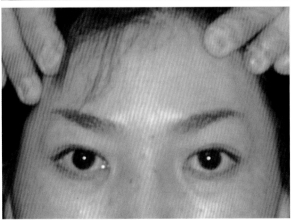

a	b
c	

（a）术前。重睑宽度窄，眉毛位置低
（b）术前模拟，抬高睑裂内侧至中央对应的额部
（c）术前模拟，抬高睑裂外侧处对应的额部，面容显得严厉

图2-16-1　术前模拟

　　　许多患者喜欢用力上提眉毛外侧区时的效果，但也有患者喜欢整体上提眉毛中央区时的效果。要求上提眉毛内侧的患者较少。从希望眉毛上提处向正上方画线，于发际线后1cm处设计2cm长的纵向皮肤切口。

之后在鼻翼至外眦连线的延长线上，于侧方发际线后2cm处设计1条长约2cm的切口线，切口线平行于发际线。

■麻　醉　　首先行滑车上神经和眶上神经阻滞麻醉。在1%利多卡因中加入1：10万肾上腺素，用30G针头，于眶上缘内侧（滑车上神经）和其外侧5~10mm处（眶上神经）的骨膜上进行阻滞麻醉，单点剂量1mL。

对面神经颞支和耳颞神经进行阻滞麻醉。等待5min，待神经阻滞效果显现后，将含有1：10万肾上腺素的1%利多卡因溶液稀释4倍后，于眶外侧、颞区、前额部进行浸润麻醉，总用量约100mL。手术也可以单独使用局部浸润麻醉，但是联合应用神经阻滞麻醉或静脉麻醉，对于减轻颞区疼痛效果更好。

■手术方法　**1. 前额部骨膜上剥离**

于前额部毛发区切开皮肤和帽状腱膜，用钝剪刀或骨膜剥离子于骨膜上进行剥离。从一侧的切口越过中线向对侧的切口进行剥离，使两侧剥离创口相通。

2. 颞区剥离

切开颞区的皮肤和帽状腱膜，沿颞深筋膜浅面进行剥离。如果不沿颞深筋膜浅面剥离，有损伤面神经颞支的风险。帽状腱膜和颞深筋膜于颞线处紧密附着于颅骨上，分离附着区，使颞区和前额区的剥离区域相连续。眶上缘和眶外侧缘处附着同样牢固，确实剥离此区域，用剥离子尖端向眼睑处探查，确保剥离完全。从前额和颞区皮肤切口处向后方剥离约5cm。

3. 保护眶周神经和血管

颞区需剥离至颧弓上缘。内镜下对眶上缘神经和眶外侧的静脉进行剥离，同时在内镜下切除皱眉肌。以拉钩牵拉颞区皮肤切口，可以看到眶外侧静脉。在眶上缘内侧1/2处的眶上神经和滑车上神经周围，将骨膜剥离子垂直于额骨谨慎剥离。对于眉外侧上抬困难的患者，不要对眶上神经内侧的眶上缘进行剥离。

4. 皮肤上提后固定于额骨

应用双孔接骨板进行牵拉皮肤后的固定。其中的一个孔穿过2条3-0尼龙结扎线，另一个孔用4mm螺钉固定于额骨。首先用力将额部皮肤向后牵拉，之后将固定用螺钉定位于皮肤切口线后上方。最后将穿过接骨板骨孔的结扎线贯穿缝合前下方切口处的帽状腱膜，并打结固定，完成前额部皮肤的上提固定。

5. 颞深筋膜的上提固定

在颞区皮肤切口前方，将帽状腱膜缝合固定于颞深筋膜。如果患者要求向后提拉颞部，则向外上方提拉颞区，如果患者没有此要求，则向上方提拉。

6. 关闭创缘

缝合帽状腱膜，关闭皮肤切口。

案例展示见图2-16-2。

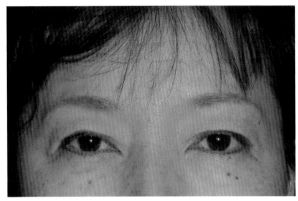 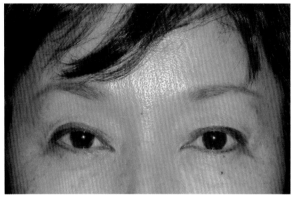

（a）术前。1年前，曾行上睑切开重睑术。重睑宽度小，上睑皮肤下垂

（b）于角膜外侧缘相对应的额部行小切口前额上提术，术后3个月的外观

图2-16-2 案例

内镜下骨膜下剥离法

■ **手术设计**   于面部中线正上方和眉毛外侧正上方向上引出的延长线上，在发际线后1cm和颞区处设计1cm长的切口线。

■ **麻　醉**   同骨膜上剥离法。

■ **手术方法**   **1. 前额部剥离**

于前额处做3条皮肤切口，并于骨膜下进行剥离，剥离至眶缘上方2cm，侧面剥离至颞线。向后在帽状腱膜下剥离8～10cm。本操作的目的是为了消除头皮移动度的影响。

2. 颞区剥离

切开颞区，沿颞深筋膜浅面进行剥离。剥离范围向前至眶外侧前1cm，向上超过颞线，与之前骨膜下分离腔隙相连续。

3. 内镜下剥离神经周围组织

于正中皮肤切口处插入直径4mm、30°的内镜导管。从右侧皮肤切口插入剥离子，先剥离并延伸颞区和前额的剥离层至眶缘。小心保护眶外侧静脉。剥离至颧弓上方1cm后向内侧剥离，确认并小心保护眶上神经、滑车上神经。对侧按相同方法处理。

4. 切开骨膜

用剥离子于眶上缘处进行分离，并切开骨膜。特别需要注意，如果于眼眶内进行切开，会暴露出眶隔脂肪。眶外侧缘骨膜较厚，为使颞区的剥离层次相连续，必须完全切开眶外侧缘骨膜。对侧按同法处理。最后切开鼻背处的骨膜，使左右两侧相互连续。用剥离子对暴露的鼻背肌进行剥离，避开皱眉肌和滑车上神经，用剪刀切断皱眉肌。

5. 上提前额并通过辅助螺钉固定

将5mm螺钉尽可能向后固定于前额部的3条皮肤切口处对应额骨，用3-0尼龙线缝合皮肤切口前方的帽状腱膜组织，并将缝线系于螺钉处。尽可能将前额向上牵拉后缝合固定。

6. 关闭切口

缝合帽状腱膜，缝合皮肤，关闭切口。

▌术后护理　术后无须特殊包扎。如果患者要求，可用绷带轻轻固定，包扎过紧会导致皮肤血液循环障碍。可留置引流管。术后10天拆除头部缝线。

●本术式的优缺点、术后注意事项和预后

- 应用内镜可以在直视下对神经和血管周围组织进行剥离。但是由于内镜下操作较为费时，应尽量减少使用内镜。
- 术中如牵拉造成眶上神经和滑车上神经损伤，会使得部分患者出现前额和头顶部区域感觉减退、麻木、瘙痒，一般术后6个月后会自行恢复。
- 如果眶上缘和眶外侧缘处剥离不充分，会使眉毛上抬受限。术后部分患者出现眉毛过度上抬，1个月后可自行回落。无法准确预测眉毛最终可上抬的高度。
- 骨膜下剥离法损伤眶上神经深支的可能性较小。

17 前额上提术：眉外侧上提法

■适应证　　　适用于眉毛外侧下垂较内侧明显、上睑外侧重睑宽度狭窄、皮肤下垂超过睫毛缘的
患者。手术可上提眉毛外侧（图2-17-1），术前需确定眉毛的形状、位置和上睑松弛
程度。

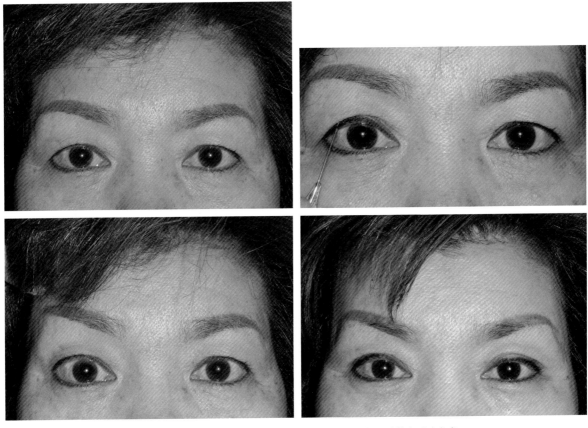

（a）术前。重睑宽度狭窄，特别是外侧处皮肤下垂至睫毛缘。曾于原眉毛外上方文眉	（b）模拟全切开法扩大重睑宽度
（c）模拟眉外侧上提术。虽然文绣的眉毛过于上挑，但患者要求进行上提	（d）行毛发内旋转皮瓣法眉外侧上提术，术后3个月

图2-17-1　通过眉外侧上提术消除上睑松弛案例

■设　计　　　于前额发际线后4cm处，向一侧耳前设计冠状切口线。切开线内侧端与眶上神经
穿出眼眶点向正上方的延长线相交，即中线外2~3cm处。从单侧冠状切口线内侧端起
始，在原切口的下方（眉毛侧）做与其平行、距离约1.5cm的切口线。颞区切口至耳轮
脚上方4cm处。如果术中眶外侧显露不充分，可延长切口至耳轮脚正上方。

■**麻 醉**　　　　应用含肾上腺素的1%利多卡因，于滑车上神经和眶上神经处进行阻滞麻醉。同时对颧神经颞支和耳颞神经进行阻滞麻醉。将含有1：10万肾上腺素的1%利多卡因用生理盐水稀释4倍后，于眶外侧、颞区和前额区进行浸润麻醉，麻醉液用量约100mL。局部麻醉注射后，等待10min，至麻药起效后开始手术。手术可单独采用局部麻醉，也可联合使用神经阻滞或静脉麻醉，以减小颞区痛感。

■**手术方法**　**1. 前额-颞区的骨膜上剥离**

切开前额至颞区的皮肤和帽状腱膜，用钝剪刀、剥离子沿骨膜上进行剥离。在颞线、眶上缘、眶外侧缘处附着紧密，必要时需要用剪刀进行剪切分离。除上述部位外，应用剪刀进行潜行分离均较为容易。在直视下确认眶上神经和眶外侧静脉。

剥离至眶上神经外侧的眶上缘和眶外侧缘后，即可显露眶隔脂肪。

为避免眉内侧上抬，不要在眶上神经内侧前额处的眉毛周围进行剥离。如果拟同时行皱眉肌切除，可于眉间部进行骨膜上剥离，切除皱眉肌时需使用内镜来确认术野。颞区剥离至颧弓上缘。

2. 向内上方旋转皮瓣

于发际线内切开皮肤，沿帽状腱膜下剥离至眶上缘及眶外侧缘区域。将皮瓣向内上方旋转后缝合（图2-17-2）。

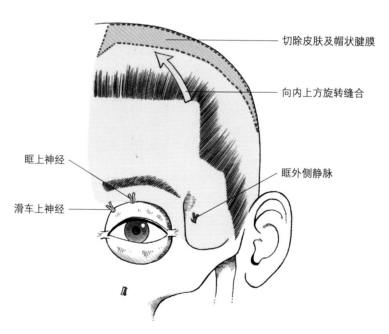

图2-17-2　眉外侧上提术中的皮瓣剥离和旋转
于发际线内切开皮肤，沿帽状腱膜下剥离至眶上缘及眶外侧缘区域。将皮瓣向内上方旋转后缝合

用3-0尼龙线穿过颞区的帽状腱膜深面向上牵拉并缝合于颞深筋膜上。于外眦向正上方做延长线，与冠状切口交叉点为关键点1；做鼻翼和眉外侧端连线，与冠状切口交叉点为关键点2。在这2个关键点处分别进行缝合。前额部下方皮瓣受到牵拉，向内侧旋转移动。切除多余皮肤，外眦上方皮肤切除宽度为1.0~1.5cm。于头皮切口内侧切除三角形皮肤，以避免形成"猫耳"畸形。如果缝合后在内侧端仍然存在"小猫耳"畸形，术后经过一段时间后一般均可自行恢复平整，无须延长皮肤切口。注意控制皮肤切除量以减少颞区缝合后的张力。

3. 闭合创缘

缝合帽状腱膜，缝合皮肤。

■**术后护理**　术后无须特殊包扎，用绷带固定时力度要轻柔。留置引流管相对安全。术后10天拆除头部缝线。

●本术式的优缺点、术后注意事项和预后

● 如果需要切除皱眉肌，无论是否使用内镜辅助，都必须在直视下进行剥离和止血。

● 如果颞区皮肤切口过短，会导致眶外侧区显露不佳。为充分显露术野，需要用拉钩强行牵拉，有可能造成面神经额支的损伤。如果神经没有被拉断，一般感觉会于1~3个月时恢复。

● 术后即刻会有眉毛过度上抬之感，眉毛高度可于1~3个月时自行回落。无法准确预测最终眉毛上抬的高度。

● 头皮缝合区毛发可能脱落。脱落的毛发多于6个月后再生，吸烟者可能残留秃发区。术中应控制皮肤的切除量。

〔^-^〕接受美容手术的患者应忌烟。

■适应证　　适用于眉毛位置低、额头宽大的患者。无论是小切口额部上提法还是冠状切开额部上提法都会造成发际线后移，术后使额头变得宽大。而使用发际线切开额部上提法（图2-18-1）进行前额部上提，不会造成额部变宽。

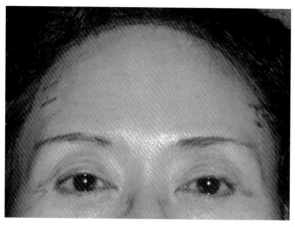
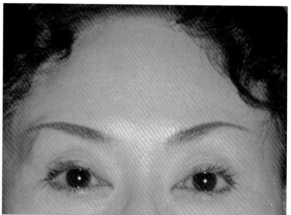
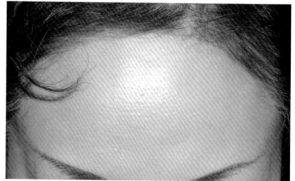

a	b
	c

（a）术前。额头宽大，眉毛和眼尾下垂

（b）切开发际线，沿前额部皮下进行剥离，切除外侧多余皮肤后眉尾侧上提明显。图片为术后3个月的照片

（c）术后3个月发际线切开处瘢痕不明显

图2-18-1　发际线切开法前额上提术案例

■设　计　　沿前额至颞区鬓角处发际线后3~5mm的毛发内设计皮肤切口，发际线不以正常毛发为准，而是以毳毛（软毛）发际线为准。剥离范围至眉下缘。

〔^-^〕前额发际线处如果没有毳毛，突然变为正常毛发会显得非常不自然。

■麻　醉　　行滑车上神经和眶上神经阻滞术。神经阻滞起效后，将含1∶10万肾上腺素的1%利多卡因用生理盐水稀释4倍，于发际线至眶上缘和眶外侧缘处的皮下层进行局部浸润麻醉，麻醉液用量约100mL。仅用神经阻滞和局部浸润麻醉即可进行手术，如果联合静脉麻醉则效果更好。

■ **手术方法**　**1. 沿发际线切开**

　　沿发际线切开皮肤。切开时尽量将手术刀倾斜，垂直切断发根。

2. 前额区皮下剥离

　　用手术刀从额肌上锐性剥离皮肤。皮下剥离范围超过眉毛，到达眶上缘（图2-18-2）。但对于无须上提眉毛的患者，可剥离至眉毛上缘。

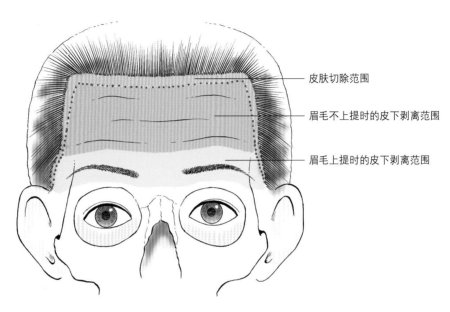

右侧标注（从上到下）：
- 皮肤切除范围
- 眉毛不上提时的皮下剥离范围
- 眉毛上提时的皮下剥离范围

图2-18-2　皮下剥离的范围

需上提眉毛时，剥离至眉毛下方（蓝色），无须上提眉毛时，剥离至前额最低横纹处（绿色）

3. 处理皱眉肌

　　切除皱眉肌时，需纵向切开滑车上神经和眶上神经之间的额肌，在额肌下向眉毛方向进行剥离，确认横向走行的皱眉肌。

　　在保护滑车上神经和眶上神经的同时，尽可能全部切除皱眉肌（图2-18-3）。

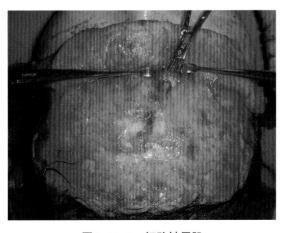

图2-18-3　切除皱眉肌

从额部发际线开始，于额肌上进行剥离。显露眉间区额肌下方的皱眉肌

4. 修整剩余皮肤

将剥离后的皮肤向上方牵拉，倾斜手术刀，倾斜角度同发际线切口处，切除多余皮肤（图2-18-4）。

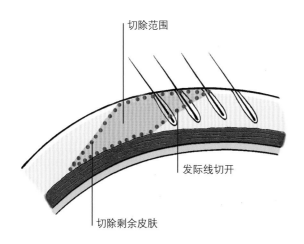

切除范围

切除剩余皮肤

发际线切开

（a）在前额区的发根向前方倾斜生长。为切断发根，倾斜手术刀切开皮肤。切除多余皮肤时，需同样倾斜手术刀

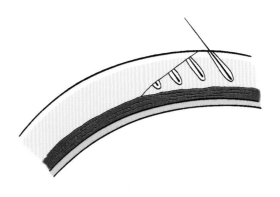

（b）前额区没有毛发的皮肤覆盖了发际线区被切断的发根

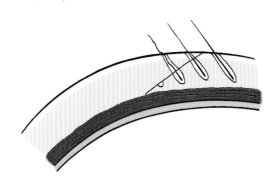

（c）毛发再生后，穿过缝合处瘢痕和无毛发皮肤而向表面生长

图2-18-4 切开发际线时手术刀倾斜，切断发根

5. 关闭切口

缝合皮下脂肪层，对合创缘。皮肤表面用5-0尼龙线进行连续缝合。皮瓣下方留置引流装置。

■**术后护理** 前额部用绷带轻轻固定，包扎压力不易过大，以免造成皮肤血运障碍。2天后拔除引流装置。如果出血量较多，可待引流量减小后拔出引流管。术后7天拆除发际线区的缝线。

本术式的优缺点、术后注意事项和预后

- 剥离和止血均可以在直视下进行操作。于发际线处做切口，无须担心上提皮瓣毛发脱落的问题。术后即刻眉毛显得过度上提，一般于1~3个月时自然回落。无法预测眉毛最终上提的高度。

- 于前额区进行皮下剥离时，需注意保护参与头顶区感觉的眶上神经深支。于额肌内走行的眶上神经浅支和滑车上神经向皮肤发出的分支被切断。因此术后前额部皮肤的感觉可能消失，3~6个月时可恢复。术中需同时切除皱眉肌时，眶上方的滑车上神经和眶上神经受牵拉，部分患者出现头顶区域感觉麻木、迟钝，前额区有瘙痒感等异常感觉，切除皱眉肌时应谨慎操作。

19 皱纹的注射治疗

■适应证 　适用于下睑有皱纹，包括笑、闭眼时出现的表情纹和放松状态下出现的静态纹。静态纹，指面部静态时即出现的细小皱纹或较深、较明显的皱纹，除此之外还有皮肤下垂折叠后形成的皱褶（Festoon）和沿眶下缘内侧走行的睑颊沟（Nasojugal Groove）凹陷。

A型肉毒毒素可用于改善表情纹。除下睑外，还可用于眼周鱼尾纹的治疗。

透明质酸注射适用于放松状态下的皱纹、比细纹稍深且明显的皱纹和眶下缘的凹陷，不适用皮肤下垂折叠产生的皱褶。如果在细纹处进行透明质酸注射，细纹并不会因为注射后局部膨隆而产生明显好转。对于细纹可以采用皮肤补水和剥脱方法进行治疗。

■麻　醉 　外用利多卡因贴或利多卡因乳膏。

■治疗方法

A型肉毒毒素注射

将保妥适®1瓶（100U）溶解成2.5mL（4U/0.1mL）。使用30G针头，于眶外侧缘外侧5mm，眉外侧正下方至外眦角下方之间进行5点注射，每点0.05mL（2U）。可行皮内注射或皮下注射。皮下注射层次要浅，不可达骨膜层。

透明质酸注射治疗下睑皮肤线性皱纹

在外用利多卡因贴或利多卡因乳膏前，于希望改善的皱纹处进行标记。使用30G针头，于皱纹处进行皮下浅层注射，注入少量低黏度的透明质酸。一般不主张一针式长距离的注射方法，而是推荐采用浅层多点注射方法。注射后会形成串珠样膨隆，可在注射结束后用手指进行按摩，使透明质酸向周围扩散。

> （ˆ–ˆ）低黏度透明质酸使用方便，但吸收较快，一般皱纹于2~3个月时会再次出现。

案例展示见图2-19-1。

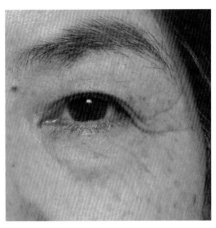 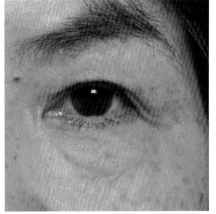

（a）治疗前，表现为下睑和眼尾皱纹　　　　（b）低黏度透明质酸注射后1周

图2-19-1　案例1：下睑和眼尾皱纹

透明质酸治疗睑颊的凹陷

　　尽量采取坐位进行注射。睑颊沟注射时使用的透明质酸黏稠度较高。可以采用深层或浅层注射。在深层注射时，将针头刺入凹陷部位，进针直至针尖抵住眶下缘骨面处，于此处进行透明质酸注射。最好采用少量多点注射方法，同时确认膨隆程度。在浅层注射时，是将透明质酸注射至皮下或眼轮匝肌内，注射后易出现明显的圆形注射物轮廓。此时应进行按摩使其向周围扩散。

　　案例展示见图2-19-2。

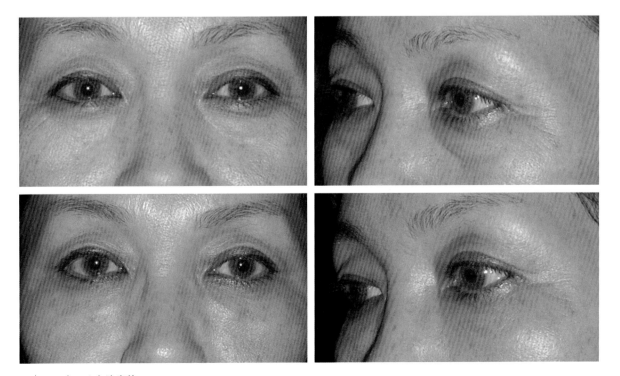

a	b
c	d

（a、b）治疗前

（c、d）在睑颊沟凹陷处行透明质酸注射、鱼尾纹处行肉毒毒素注射后3周

图2-19-2　案例2：睑颊沟和鱼尾纹

〔^-^〕如果于眶下缘上方进行注射，会使眼袋增大，起到相反的不良效果。注射方法适当可以改善睑颊沟形态，深层注射后复发较快。

■**术后护理**　　透明质酸注射区可能出现明显的凹凸不平，可用手指进行按摩，促进其向周围组织扩散。

●**本术式的优缺点、术后注意事项和预后**

● A型肉毒毒素在注射后3~7天开始显现效果，效果可持续3~5个月。

● 如果术后7天效果仍不明显，可再次行A型肉毒毒素注射。在外眦区附近进行注射时，如果注射点过于靠近眼球，可能发生上睑下垂的情况。A型肉毒毒素注射后，患者在闭眼时眼尾和下睑的皱纹减少，但是在患者大笑时颧肌强烈收缩、上提口角，眼尾和下睑皱纹会再次出现。

● 透明质酸注射后，部分患者出现注射部位不平整。注射透明质酸的量要尽可能少，不要为了皱纹改善效果明显而大量进行注射。皱纹改善不明显时，或者改善效果减弱时，可少量追加注射。

20 "卧蚕"成形术：透明质酸注射

■适应证　　　"卧蚕"是指下睑睑板前出现的带状膨隆。由于睑板前组织特别是眼轮匝肌肥厚，睑板前的眼轮匝肌在水平方向张力低，而眶隔前眼轮匝肌张力高，因此下睑下半部分的眶隔前部平坦，上方的睑板前部分膨隆，形成"卧蚕"。

　　　　　　　适用于没有"卧蚕"膨隆而希望形成"卧蚕"或希望扩大"卧蚕"的患者（图2-20-1、图2-20-2）。

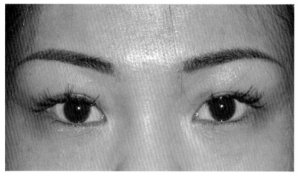
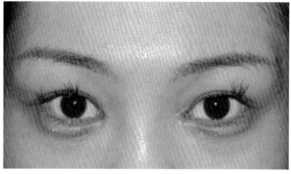

（a）术前　　　　　　　　　　　　　　　（b）透明质酸注射"卧蚕"成形术后3个月

图2-20-1　透明质酸注射"卧蚕"成形术1

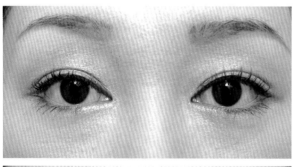
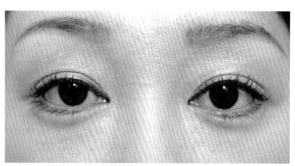

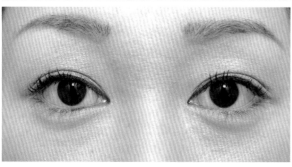

a	b
c	

（a）术前
（b）分别于左右两侧注入0.1mL透明质酸后
（c）注射后1个月

图2-20-2　透明质酸注射"卧蚕"成形术2

■麻　醉　外涂利多卡因乳膏联合眶下神经阻滞麻醉。

■手术方法　患者取仰卧位，使用30G针头，从睫毛下方2mm处进针，使用高黏度透明质酸进行注射。注射层次避开皮内，于眼轮匝肌内进行注射。不建议采用注射层次较深的一针注射法，建议采用从浅层行少量多点注射方法。同时嘱患者取仰卧位，一边注射一边确认效果。

注射后即刻会出现凹凸不平感，之后于3～7天变得光滑圆润。

■术后护理　注射后对下睑部位行冰敷治疗。

●本术式的优缺点、术后注意事项和预后

- 进针点发红一般于治疗3～7天时自行消退。
- 治疗后淤血可以形成紫斑，2周后可恢复。"卧蚕"成形效果较为确切，但是"卧蚕"成形区术后皮肤可能出现水肿。

> （^–^）透明质酸进入肌肉后，由于压迫作用会产生局部发白。

- 注射效果可持续6～12个月，形成的"卧蚕"逐渐变小时，可追加注射。
- 如果术后发现左右两侧"卧蚕"存在差异，可以通过追加注射进行调整。透明质酸注射量过大时，形成的"卧蚕"厚且宽大，会呈现类似眼袋样外观，因此需慎重注射，切忌注射过量。
- 透明质酸注射过量后可使用透明质酸溶解酶进行治疗（图2-20-3）。

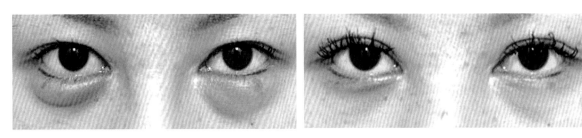

（a）患者3个月前接受透明质酸注射"卧蚕"成形术。左侧　（b）透明质酸溶解酶注射后2天。透明质酸完全消失
　"卧蚕"过宽，呈眼袋样膨出，右侧"卧蚕"也较宽

图2-20-3　注射过量形成不良外观的修复

21 "卧蚕"成形术：切开法

■适应证　　　适用于没有下睑"卧蚕"膨隆的患者。对于老龄、皮肤松弛或先天性下睑眶隔脂肪膨出的患者，手术治疗有效。

■设　计　　　于睫毛下做皮肤切口。从内眦附近开始向外下方做1条长约10mm的切口，外侧至眼尾皱纹处。用手指向外上方推压下睑的睑板下缘外侧端，模拟"卧蚕"形成，在模拟"卧蚕"下缘画线。

■麻　醉　　　以含1∶10万肾上腺素的1%利多卡因溶液行局部浸润麻醉，单侧用量1～2mL。为避免眼轮匝肌内血肿形成，应尽量进行浅层注射。

■手术方法　**1. 切开分离形成肌皮瓣**

于睫毛下做切口，沿皮下进行剥离，剥离至术前模拟出现"卧蚕"的下缘处。沿眼轮匝肌纤维走行切开眼轮匝肌，由眼轮匝肌下剥离至眶下缘（图2-21-1）。

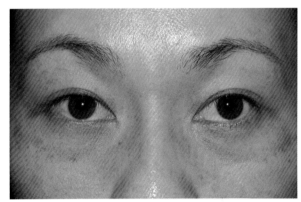
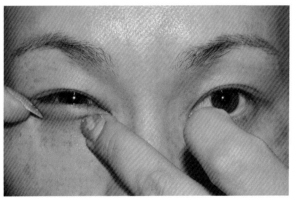
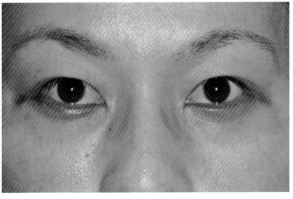

a	b
c	

（a）术前
（b）患者展示期望做出的"卧蚕"形状。患者在眶隔前和睑板前均无组织膨隆，希望在下睑形成"卧蚕"样外观
（c）行下睑切口眼轮匝肌上提"卧蚕"成形术后2个月

图2-21-1　切开法"卧蚕"成形术

在眶下缘外侧1/2处开始分离，分离范围至眶下缘下方10mm处，可以上提眼轮匝肌和颧骨骨膜（图2-21-2）。

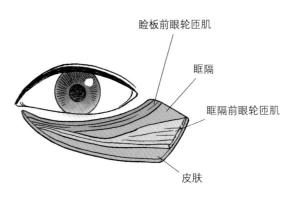

睑板前眼轮匝肌

眶隔

眶隔前眼轮匝肌

皮肤

（a）上提肌皮瓣

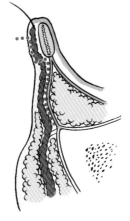

（b）在睑板前于眼轮匝肌浅面剥离，在眶隔前于眼轮匝肌深面剥离

图2-21-2　肌皮瓣上提

2. 切除眶隔脂肪

对于有眶隔脂肪膨隆的患者，切开眶隔，切除疝出的眶隔脂肪（图2-21-3）。

3. 制作眼轮匝肌瓣

在下睑的外1/3部位，从皮瓣深面、眼轮匝肌浅面向下方剥离，形成宽约5mm的三角形眼轮匝肌瓣。

4. 上提眼轮匝肌瓣

向外上方提拉眼轮匝肌瓣，用5-0尼龙线将眼轮匝肌瓣缝合固定于外眦附近眶外侧缘的骨膜处（图2-21-4）。

缝合固定的目的是为了增加下睑水平方向的张力，使其沿水平方向形成收紧的状态，进而在其上方形成膨隆样"卧蚕"结构。

注意不要将"卧蚕"做的太宽。卧蚕宽度过大时，可将固定线穿过眼轮匝肌的位置上移，或将在骨膜的固定位置尽量向外眦方向靠近。

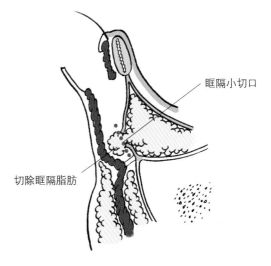

眶隔小切口

切除眶隔脂肪

图2-21-3　眶隔脂肪切除

在眶隔处做1条小切口，切除疝出的眶隔脂肪

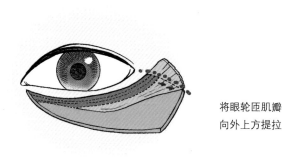 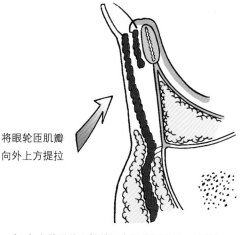

将眼轮匝肌瓣
向外上方提拉

（a）将眼轮匝肌瓣向外上方提拉，并固定于外　　　（b）在外眦处上提并固定眼轮匝肌瓣，以增加眶
　　　眦附近　　　　　　　　　　　　　　　　　　　　隔前眼轮匝肌的张力

图2-21-4　上提眼轮匝肌瓣

5. 修剪皮肤

在外眦附近去除超出切口线的下睑皮肤。

修剪睫毛下的皮肤和眼轮匝肌，关闭创缘（图2-21-5）。

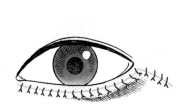 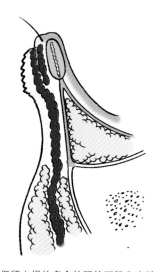

（a）在睫毛缘处保留剩余的皮肤和眼轮匝肌，　　　（b）保留上提的多余的眼轮匝肌和皮肤，关
　　　关闭切口　　　　　　　　　　　　　　　　　　　闭切口

图2-21-5　保留皮肤和眼轮匝肌形成"卧蚕"

■**术后护理**　　　术后7天拆线。

●本术式的优缺点、术后注意事项和预后

◉ 同注射填充可吸收性材料相比，本术式形成的"卧蚕"不会消失。但在本术式中，调节"卧蚕"的厚度和宽度较为困难，术后"卧蚕"两侧可能存在差异。

◉ 适用于皮肤和眼轮匝肌松弛的患者，但对于皮肤紧致的年轻人，本术式可能无效。

（^-^）本术式缺乏可重复性。术后一旦效果不满意，修复相对困难。

22 下睑下至术

■**适应证**　　　将下睑睑缘下移，露出更多的巩膜和角膜（白眼球和黑眼球），使眼睛看起来更大的手术称为下睑下至术。特别是对于下睑缘外侧半部分的弧度呈陡直上升的患者，可以使其外侧半部分成为圆滑的弧度，并使外侧外露巩膜面积增大，形成眼外侧下垂之感（图2-22-1）。

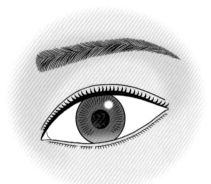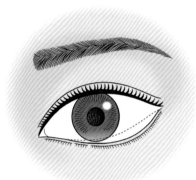

图2-22-1　下睑下至术后眼部外观的变化

红色虚线为下睑缘初始的位置

■**设　计**　　　嘱患者持镜自视的同时向下牵拉下睑皮肤，牵拉不同位置的皮肤确认患者喜欢的下睑形态。在下降幅度最大处的下睑缘进行标记，同时于睑缘处标记角膜最外侧的切线位置。

　　　　　　　　要求进行下睑下至术的患者大多关注下睑最低处的位置和形态。下睑缘的最低点大多位于角膜外侧至该点与外眦间距的中点附近。对于喜欢圆形眼睛的患者，多选取角膜外侧作为睑缘最低点处。同时，有的患者要求角膜下不要露出巩膜，而有的患者要求角膜下露出巩膜。

　　　　　　　　对于存在下睑眼袋的患者，要向其确认是否希望同时治疗眼袋。

　　　　　　　　术前需确认是否存在下睑倒睫。

■**麻　醉**　　　本术式可以采用局部麻醉，但由于与经结膜入路脂肪去除术相比本术式耗时更长，联合使用静脉麻醉效果更好。

　　　　　　　　为了在下睑缝合牵引线，可以在睫毛缘处注射0.1mL含1∶10万肾上腺素的1%利多卡因溶液。向下翻转下睑睑板，于睑板正下方的结膜处注射1mL的局部麻醉液。

■手术方法　**1. 于睑板下缘水平切开结膜**

在下睑下降最低点对应的睫毛缘处缝合6-0尼龙线作为牵引线，并向下方牵引，使下睑的睑板保持向下翻转的状态。用镊子夹持睑板，用15号手术刀切开睑板下缘的结膜（图2-22-2），切口线起于角膜内侧缘，止于睑板外侧端近外眦水平。

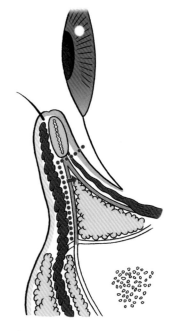

图2-22-2　切开睑板下缘的结膜

2. 眼轮匝肌深面剥离

嘱助手用皮钩牵拉睑板下缘。用镊子牵拉结膜的同时，用前端圆钝的眶隔剪沿切口处插入并进行剥离。剥离层次为眼轮匝肌和眶隔之间。之后用睑板钩代替皮钩牵拉，拉钩顶端抵住眶下缘骨面，使用眼科剪继续沿眶下缘向下方剥离（图2-22-3）。

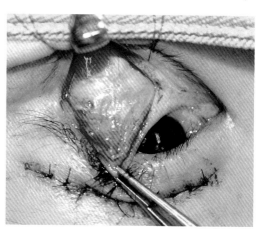

图2-22-3　眼轮匝肌深面剥离
于下睑睑板下缘切口处，沿眼轮匝肌深面进行剥离，显露眶隔

3. 切开眶隔

眶隔内有眶隔脂肪存在，用手指按压眼球，可以确认眶隔膨隆。尽量靠近眶隔上方横向切开眶隔，可见眶隔脂肪疝出（图2-22-4）。

对于希望同时改善眼袋的患者，切除疝出的眶隔脂肪。用蚊氏钳夹持脂肪组织并切除，断端用电凝止血。

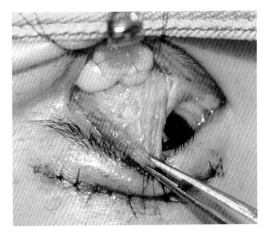

图2-22-4 切开眶隔

切开眶隔上缘，显露眶隔脂肪，可以看到眶隔脂肪后方的睑囊筋膜

4. 显露眶隔脂肪深面的睑囊筋膜

用皮钩向下牵拉眶隔脂肪，可以看到眶隔脂肪深面的睑囊筋膜（图2-22-5）。睑囊筋膜的作用相当于上睑的上睑提肌和提肌腱膜，但是没有类似于上睑腱膜样的白色物质。同时，其肌肉纤维不明显，伴有脂肪沉积。

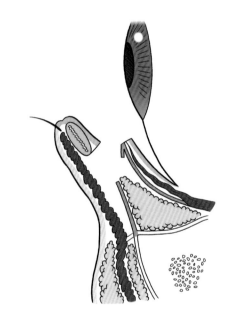

图2-22-5 显露睑囊筋膜

切开眶隔上缘，显露眶隔脂肪及其深面的睑囊筋膜

5. 前徙睑囊筋膜

于牵引力最强处、角膜缘外侧和最低点外侧3个点将睑囊筋膜前徙并固定于睑板下缘。固定从最低点开始。用6-0尼龙线于眶隔切开部下方约10mm处缝合睑囊筋膜（图2-22-6a），之后将缝线穿过下睑睑板下缘并打结（图2-22-6b）。为了方便调整，采用蝴蝶结进行临时结扎。如果下睑下降幅度不充分，可以改变进针点，于睑囊筋膜更下方处进针。

之后在近外眦侧及角膜外侧缘对应位置处，将睑囊筋膜前徙并固定于睑板下缘（图2-22-6c）。应用相同的方法于对侧行睑囊筋膜前徙术。嘱患者坐起并睁眼，确认下睑的下降幅度及睑缘弧度，必要时可以对前徙量进行调整。同时，对于希望角膜下暴露巩膜的患者以及希望降低内侧睑缘形成圆滑外观的患者，可于角膜中央区对应的位置追加前徙。得到满意的下降幅度和睑缘弧度后，结扎全部缝线。

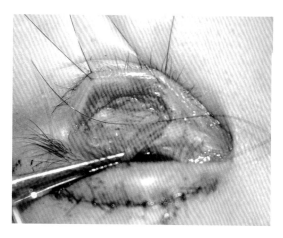

（a）用6-0尼龙线于眶隔切开部下方约10mm处缝合睑囊筋膜

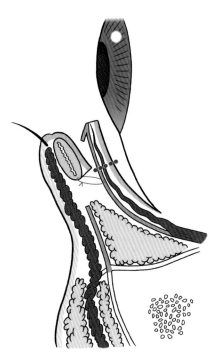

（b）将睑囊筋膜缝合于睑板下缘

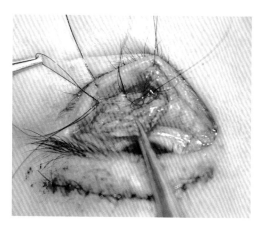

（c）采用3个点临时缝合将睑囊筋膜固定于睑板下缘

图2-22-6　前徙睑囊筋膜

6. 切除结膜和睑囊筋膜，关闭切口

将多余的结膜和缝合处游离端的睑囊筋膜切除（图2-22-7）。于牵引处最低点切除约5mm宽的结膜。用6-0可吸收线缝合下睑结膜的切口。缝合采用间断缝合或连续缝合均可，将结扎线埋入创口内。

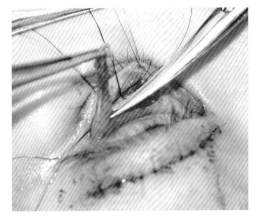

图2-22-7　切除多余的结膜和睑囊筋膜

（^-^）由于游离端的睑囊筋膜和结膜肿胀压迫，下睑会产生过度矫正的感觉。因此应尽量切除前徙固定处游离端的剩余组织以减少过度矫正的发生。

■ **术后护理**　　术后第1天冰敷下睑，无须拆线。

● 本术式的优缺点、术后注意事项和预后

● 下睑向下方移动幅度过大时易发生球结膜水肿和穹隆处结膜水肿。轻度结膜水肿多于1周内消退，但对于下睑下降幅度过大的患者，结膜水肿可持续1个月。术后还可能发生球结膜下出血。根据笔者的经验，有10%的患者术后发生睫毛内翻。发生下睑内翻的患者，可于手术1个月后采用睫毛下切开法切除多余的皮肤进行矫正。

● 如果术后发现两侧眼睑存在差异，可于1周内或3个月后进行修复。增加前徙量可使下睑向更下方移动。减小前徙量，可使下睑恢复原状。

● 对于术前已经存在睫毛内翻的患者，应避免采取经结膜入路的方法，而应该采取经皮肤入路的方法。采用眼袋整复术的睫毛下切口，分离肌皮瓣，显露眶隔。切开眶隔上缘，显露睑囊筋膜，前徙睑囊筋膜并将其固定于睑板下缘。原则上不切除结膜，但如果前徙引起结膜松弛折叠时，需切除多余结膜。切除多余皮肤，关闭切口。

（^-^）部分患者在接受下睑下至术后要求进行"卧蚕"成形术（透明质酸注射）。在修复睫毛内翻时可以通过将睫毛侧的皮肤缝合于睑板上来进行矫正，尽量不要切除下睑皮肤。

案例展示见图2-22-8～图2-22-10。

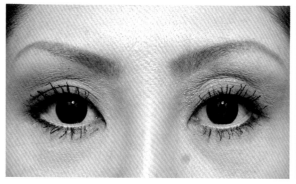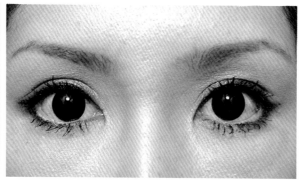

（a）术前。患者佩戴美瞳　　　　　　　　　　（b）下睑下至术后3个月。还同时进行了上睑下垂矫正

图2-22-8　案例1

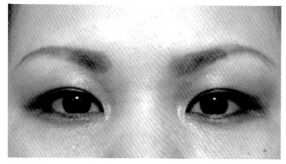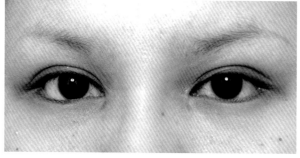

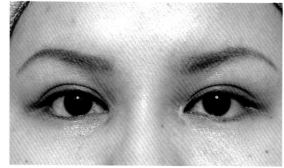

a	b
c	

（a）术前

（b）下睑下至术、上睑下垂矫正术联合内眦切开术的术后2
　　个月。左下睑睫毛内翻导致结膜刺激征

（c）左下睑睫毛内翻矫正术后2周

图2-22-9　案例2

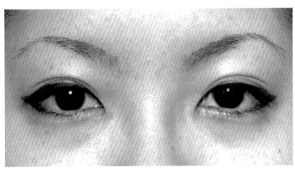 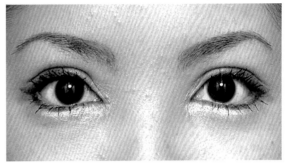

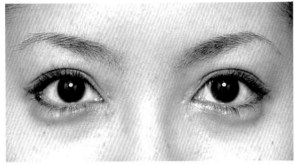

a	b
c	

（a）术前

（b）下睑下至术后2周。同时进行了上睑下垂矫正和内眦切开术

（c）透明质酸注射"卧蚕"成形术后3周

图2-22-10　案例3

23 经结膜入路下睑脂肪去除术

■**适应证**　　适用于先天性下睑眶隔脂肪较多、下睑下方（眶隔前）膨隆明显的20～30岁的年轻患者；也适用于下睑皮肤和眼轮匝肌轻中度松弛，不希望做皮肤切口的中老年患者。

> (^–^) 下睑眶隔脂肪膨隆和面中部容量不足是形成眼袋的主要原因。因此，治疗方法主要为减少眶隔脂肪容量和增加面中部容量或两者联合进行。
>
> (*–*) 对于中老年患者，也有无须进行皮肤切开仅行眶隔脂肪去除即可的情况。

■**设　计**　　术前需确定眼袋范围是从内侧向中央走行还是向外侧延伸，同时需要确定双侧眼袋的大小和宽度是否存在差距。

■**麻　醉**　　为便于在下睑处缝合牵引线，于下睑中央的睫毛缘处注射含1：10万肾上腺素的1%利多卡因溶液。向下翻转下睑的睑板，于睑板正下方的结膜处注入1mL局部麻醉药。

■**手术方法**　**1. 切开睑板下缘的结膜**

将4-0尼龙线穿过下睑中央的睫毛缘并向下牵拉，使睑板向下翻转。用镊子夹持睑板，用11号手术刀从内向外切开睑板下缘，切口长为1～2cm。

2. 剥离眼轮匝肌深面

助手用皮钩牵拉睑板下缘。用镊子提拉结膜，将眼科剪从切口处插入，沿眼轮匝肌下进行分离。用睑板钩代替皮钩，睑板钩的前端抵在眶下缘的骨面处，用眼科剪向眶下缘进行剥离。

3. 切开眶隔、切除眶隔脂肪

于眶隔内侧做1条小切口，露出内侧部分的白色眶隔脂肪和中间部分的黄色眶隔脂肪，用蚊氏钳夹持眶隔脂肪并切除，断端用电凝充分烧灼止血。

用手指轻压眼球，切除疝出的脂肪。对于确认有外侧膨隆的患者，于眶隔外侧做1条小切口，切除疝出的脂肪。

4. 缝合结膜

用6-0可吸收线缝合下睑结膜切口。缝合可采用间断缝合或连续缝合，将结扎线埋入切口内。

> （ ^-^ ）切除较多脂肪比相对控制切除量的术后效果更好，患者满意度更高。但是切除较多脂肪后有可能产生下睑过度凹陷。

也有不切除眶隔脂肪，仅行眶隔折叠将脂肪压向后方的方法。同时将下方横向韧带缝合于眶下缘，可以很好地改善眶隔脂肪的整复效果，但是部分患者向上看时有可能在角膜下露出巩膜。

■ **术后护理**　　术后第1天冰敷下睑。

● 本术式的优缺点、术后注意事项和预后

- 术后误工期短。通常来说，术后3天下睑轻度肿胀，4天后外观恢复自然，下睑膨隆缩小。
- 眼袋缩小，眶下缘阴影变浅。
- 年轻患者的眼袋膨隆减轻后，泪沟变得突出。高龄患者泪沟变浅，但皮肤的皱纹反而轻度变深。皮肤的皱纹及松弛加重时，应考虑进行皮肤修整和眼轮匝肌上提（图2-23-3）。同时，由于此时眼袋形成的原因不仅仅是眶隔脂肪的膨出，还有中面部容积的缺失，因此联合使用后述的中面部提升术，可以增加大多数患者的满意度。

案例展示见图2-23-1~图2-23-3。

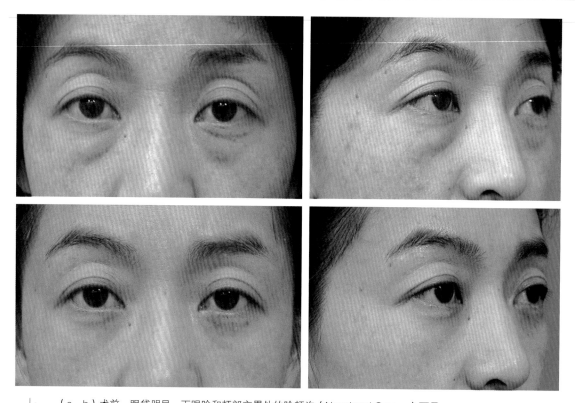

a	b
c	d

（a、b）术前。眼袋明显，下眼睑和颊部交界处的睑颊沟（Nasojugal Groove）可见

（c、d）下睑经结膜入路脂肪切除术后4个月。眼袋变得不明显。睑颊沟深度无变化，但由于眼袋变平坦，睑颊沟看起来变浅。无皮肤松弛和皱纹增加

图2-23-1　案例1

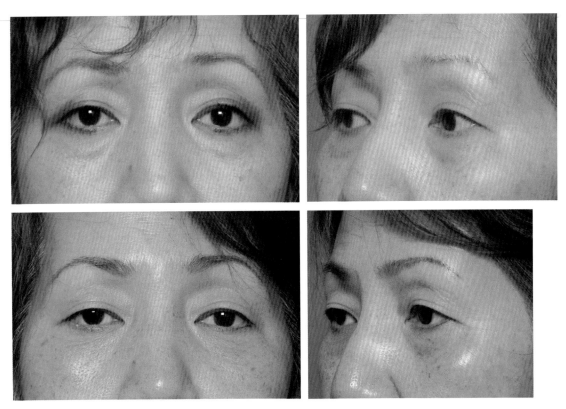

<table>
<tr><td>a</td><td>b</td></tr>
<tr><td>c</td><td>d</td></tr>
</table>

（a、b）术前。眼袋膨隆，其下缘睑颊沟可见，皮肤的细小皱纹明显。颊部下端的软组织较厚，但与下睑交界处的颊部上端组织较薄

（c、d）下睑经结膜入路脂肪切除术后7个月。眼袋和睑颊沟减轻。由于眼袋区下陷，下睑和颊部的交界处在视觉上向上移动

图2-23-2　案例2

下睑的细小皱纹看似增加，可能是照片清晰度的问题

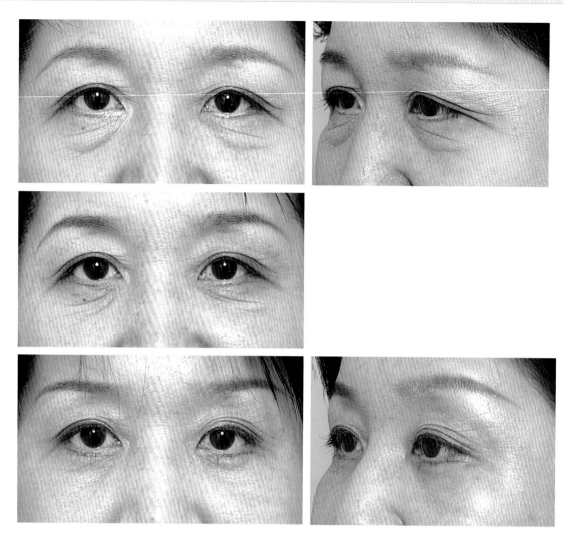

（a、b）眼袋膨隆，其上缘有1条明显加深的皱纹。眼袋表面有细纹存在

（c）经结膜脂肪去除术后1个月。眼袋缩小，眼袋上方的皱纹折叠下垂，眼袋表面有细纹覆盖

（d、e）下睑除皱术后3个月。皱褶状皱纹被牵拉伸展，有浅表细纹残留

图2-23-3　案例3：经结膜入路脂肪去除术后行下睑除皱术

24 下睑除皱术 / 经皮肤入路下睑成形术

■适应证　　对于眼袋（下睑眶隔前膨隆）、泪沟的改善，采用前述的经结膜入路眶隔脂肪去除术即可。但是对于下睑皮肤折叠产生的线性皱褶（Festoon）（图2-24-1）、下睑外侧的纵向宽度特别是睑板前部的纵向宽度向下扩大的患者（参照：图2-24-22案例14、图2-24-23案例15），需行下睑除皱术。术后线性深皱纹消失，浅皱纹变浅，下睑细纹不能完全改善（图2-24-2、图2-24-3）。

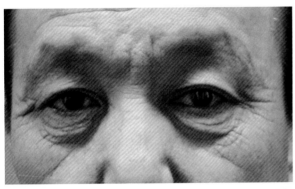
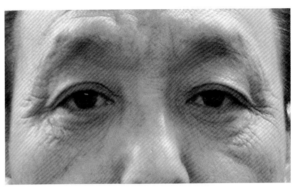
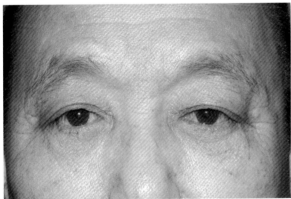

a	b
c	

（a）术前

（b）肌皮瓣上提、眶隔脂肪重置联合眼轮匝肌提升术后8个月。皱褶消失，但仍有较深的皱纹残留，需追加皮肤切除

（c）皮瓣上提联合多余皮肤切除术后3年

图2-24-1　皮肤松弛下垂形成皱褶

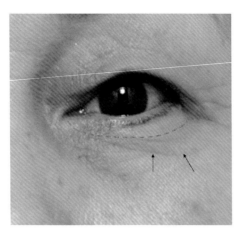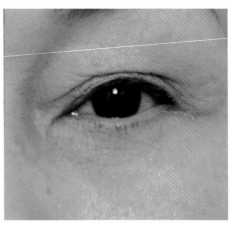

（a）术前。虚线所示为下睑除皱术中切除皮肤的范围。"→"所示为下睑处较深的线性皱纹

（b）剥离皮瓣，切除多余的皮肤，切除部分眶隔脂肪。切除的皮肤中包含的部分深皱纹消失，残留细纹

图2-24-2　切除多余皮肤后对皱纹的改善效果

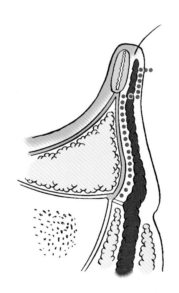

图2-24-3　下睑眼袋膨隆的断面

■设　计　　　设计切口尽量靠近睫毛缘。在外眦处，下睑皮肤常被上睑皮肤所覆盖。切口至此处时沿下睑皮肤遮盖区反折处，从外眦向外下方延长切口。如果外眦处切口超过反折线，易形成蹼状瘢痕，因此注意切口不要超出反折线。对于松弛不严重的患者，外眦向外下方延伸的切口线长度为7~10mm，松弛严重的患者或联合进行中面部提升的患者切口线长度为20mm。

麻　醉　　　　使用含1∶10万肾上腺素的1%利多卡因溶液进行局部麻醉，单侧用量2mL。为避免睫毛缘侧眼轮匝肌内血肿形成，尽量采用浅层注射。在眶下缘处，将针头抵住骨膜进行注射。联合使用静脉麻醉效果更好。

手术方法　**1. 肌皮瓣上提**

切开睫毛下方和外侧的皮肤。用眼科剪在睑板前皮下进行剥离。剥离至睑板下缘后，沿肌纤维走行方向切开眼轮匝肌，沿眼轮匝肌下进行剥离，剥离至眶下缘。小心保护外眦外侧区域，沿向外延伸的皮肤切口线切开睑板前眼轮匝肌纤维，切开眶隔前眼轮匝肌纤维。

2. 处理眶隔脂肪和眶隔

手术方法1：眶隔脂肪切除法

在眶隔的内侧做1条小切口，用蚊氏钳夹持疝出的眶隔脂肪并切除，断端用电凝止血。此切口可去除下睑眶隔脂肪的内侧部分和中央部分。如果有外侧眶隔脂肪膨隆时，于外侧眶隔增加切口，切除外侧眶隔脂肪（图2-24-4）。用手指轻压眼球，切除疝出的脂肪。

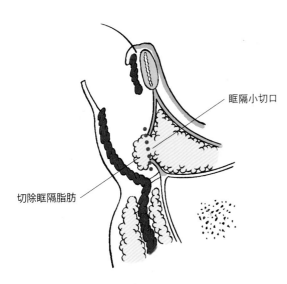
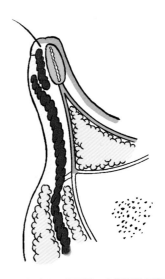

（a）切开眶隔，切除疝出的眶隔脂肪　　　　　　（b）切除多余的皮肤和眼轮匝肌，上提眼轮匝肌，关闭切口。眶隔脂肪减少后，眶隔前眼袋区平复

图2-24-4　切除眶隔脂肪

手术方法2：眶隔折叠法

也可以不切除眶隔脂肪，而是向后折叠眶隔（图2-24-5）。于下睑睑毛缘处缝合牵引线并向上提拉。之后可确定眶隔和向前膨出的眶隔脂肪。此时注意不要向下牵拉下睑睑毛缘，将眶隔沿垂直方向折叠并缝合于眶下缘的骨膜处。由于外侧水平方向的张力较高，因此向外侧牵拉缝合。

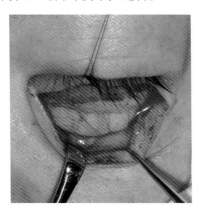 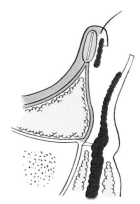

（a）仔细保护睑板前眼轮匝肌，上提肌皮瓣。眶隔前存在由内上方向外下方走行的肥厚的纤维条索。其内下方为眶隔脂肪膨隆，条索上方的眶隔较厚

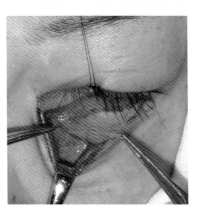 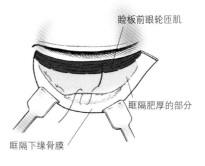

（b）用镊子上提眶隔前肥厚的纤维条索

（c）肥厚的条索上方眶隔较厚，将肥厚的眶隔下拉至眶下缘并缝合于骨膜上

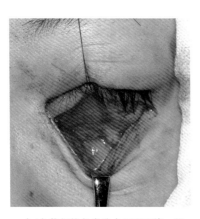 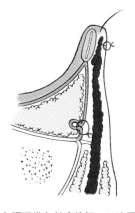

（d）将纤维条索缝合于眶下缘。纤维条索上方较厚的眶隔压迫膨隆的眶隔脂肪

（e）眶隔纵向长度缩短，压迫眶隔脂肪回缩。切除并缝合多余的眼轮匝肌和皮肤

图2-24-5　眶隔的折叠

手术方法3：眶隔脂肪和眶隔重置法（眶隔脂肪释放法）

沿眼轮匝肌下剥离至眶下缘后，用尖端圆钝的眼科剪在眶下缘骨膜上剥离眼轮匝肌（图2-24-6a、图2-24-7a）。

内侧剥离至提上唇肌正上方，外侧在颧骨骨膜上方剥离。眼轮匝肌下剥离至眶下缘下方1cm处，之后于眶下缘处，由内侧向外侧切开眶隔（图2-24-6b）。

眶隔脂肪从切开的眶隔疝出，对眼袋较大的患者，仅切除疝出的眶隔脂肪（图2-24-6c、d，图2-24-7b）。

对于眼袋较小的患者，不切除眶隔脂肪。用牵引线向上牵拉下睑睫毛缘，将眶隔和脂肪一起向眶下缘下方牵拉，由内向外缝合固定于提上唇肌和颧骨骨膜（图2-24-6e，图2-24-7c、d）。

如果完全不切除脂肪，患者术后可能不满意。

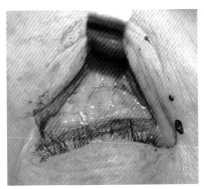

（a）沿眼轮匝肌下剥离，剥离超过眶下缘后可见眼轮匝肌下脂肪（SOOF）。显露由中央至内侧的眶隔和眶隔脂肪膨隆

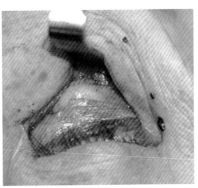

（b）沿眶下缘切开眶隔，眶隔脂肪向下方疝出

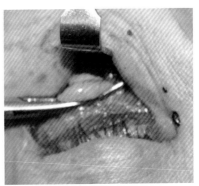

（c）用蚊氏钳夹持疝出的眶隔脂肪

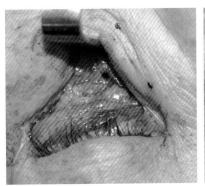

（d）切除疝出的眶隔脂肪

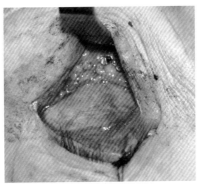

（e）将眶隔和脂肪一起缝合于眶下缘下方的颧骨前

图2-24-6　眶隔脂肪和眶隔重置

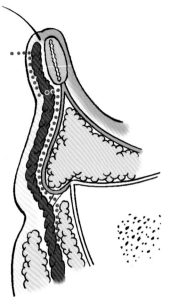

（a）沿眼轮匝肌下进行剥离，剥离至眶下
　　缘下方1cm，暴露眼轮匝肌下脂肪

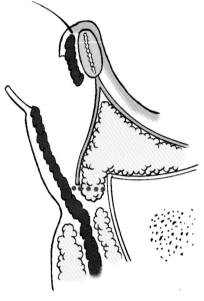

（b）在眶下缘水平切开眶隔，切除从眶隔
　　疝出的脂肪

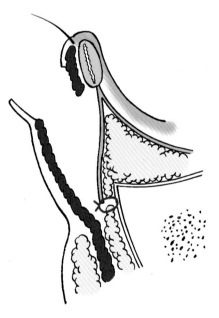

（c）将眶隔和眶隔脂肪一起向下牵拉，缝
　　合于眶下缘下方的骨膜上。调节移动距
　　离，避免使下睑产生外翻

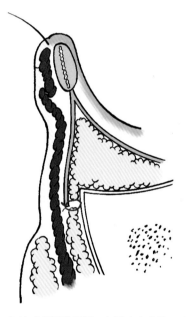

（d）上提眼轮匝肌，切除多余皮肤，关闭切口

图2-24-7　重置眶隔脂肪的下睑成形术

3. 外眦锚着术

用5-0尼龙线将下睑睑板外侧的睫毛缘缝合于眶外侧缘骨膜，缝合处同外眦韧带等高。缝线尽量靠近眶外侧缘内侧。外眦固定术有防止下睑外翻和下睑退缩（角膜下露出巩膜）的效果，但行外眦固定术易造成外眦角处的眼球与球结膜分离，引起球结膜水肿。为避免下睑外翻和下睑退缩，需要控制下睑皮肤的去除量，并且可以辅助应用外眦锚着术。

4. 上提眼轮匝肌

用皮钩将分离后的下睑皮瓣上提至外眦角高度，并标记其覆盖外侧皮肤切口的范围。

将此处的眼轮匝肌从皮下剥离，形成三角形的眼轮匝肌瓣（图2-24-8a）。

上提眼轮匝肌瓣，并将其缝合固定于眶外侧缘骨膜（图2-24-8b）。

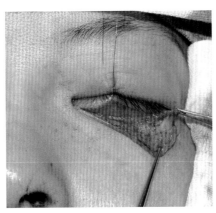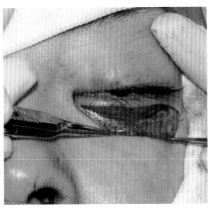

（a）在肌皮瓣的外上方处，沿皮肤和眼轮匝肌的间隙进行剥离，形成眼轮匝肌瓣

（b）将眼轮匝肌瓣缝合于靠近外眦角的眶外侧缘骨膜处。用镊子牵拉皮瓣

图2-24-8 上提眼轮匝肌瓣

此操作使下睑水平方向的张力增加，可能出现凹陷。一般凹陷的位置远离睫毛缘，其上方的膨隆宽度增加，看起来像眼袋一样，可通过调节眼轮匝肌固定的位置使膨隆区不变宽。

5. 切除多余皮肤，关闭切口

眼轮匝肌上提固定结束后，切除覆盖睫毛下切口的多余皮肤和眼轮匝肌，缝合皮肤。确定皮肤切除量时，不要过度上提皮肤形成帐篷状，要根据眼睑的形态进行设计。

手术结束时如果发现有球结膜水肿，可将20mg/mL倍他米松用5mL生理盐水稀释后注射于球结膜，单侧用量0.1mL。

■**术后护理**　　术后5~7天拆线。

●本术式的优缺点、术后注意事项和预后

● 眶隔脂肪切除术可确实缩小眼袋膨隆。对于中面部容量充足的患者，眶隔脂肪切除的效果较好（图2-24-9、图2-24-10）。

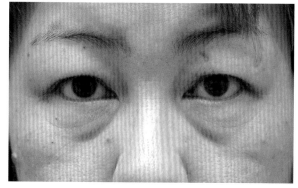
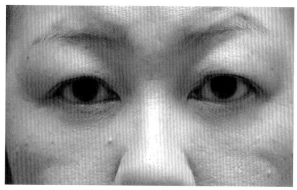

（a）术前。患者眼袋膨隆，有斜向走行的皱纹，面颊部软组织较厚

（b）眶隔脂肪切除联合眼轮匝肌上提下睑成形术后3个月。眼袋和皱纹消失。与术前相比，皮肤的细纹变得不明显

图2-24-9　案例1：眶隔脂肪切除联合眼轮匝肌上提案例

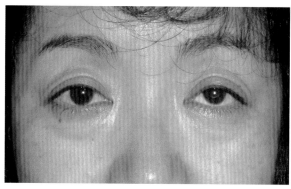
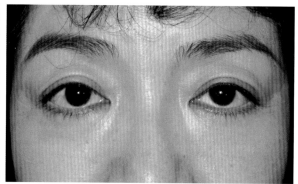

（a）术前。可见眼袋和2条皱纹，面颊部软组织较厚

（b）眶隔脂肪切除联合眼轮匝肌上提下睑成形术后3个月。眼袋和皱纹消失，下睑和颊部界线变得光滑流畅

图2-24-10　案例2：眶隔脂肪切除联合眼轮匝肌上提案例

但是对于中面部容量较少的患者，如果下睑至颊部的凹陷会形成"苦瓜脸"（图2-24-11）。

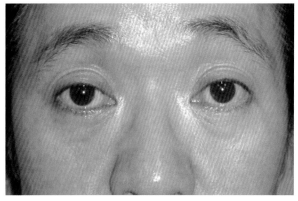 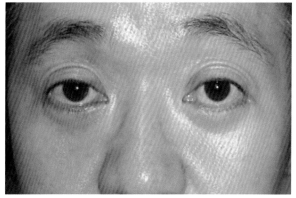

（a）术前。下睑存在向外下方走行的皱纹。眶下区因软组织少而产生凹陷。虽有眼袋膨隆，但并不严重

（b）眶隔脂肪切除联合眼轮匝肌上提下睑除皱术后3个月。皱纹消失不见，眼袋变小，下睑和颊部的界线向上移动，但眶下区上部凹陷变宽形成"苦瓜脸"

图2-24-11　案例3：中面部容量较少的案例

对于此案例，即使行中面部提升术，也无法弥补中面部容量的不足，应联合使用中面部填充

● 眼袋缩小后，皮肤的细小皱纹可能变得明显（图2-24-12）。

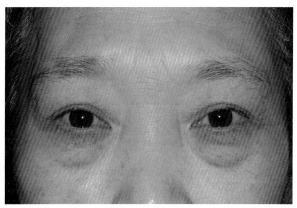 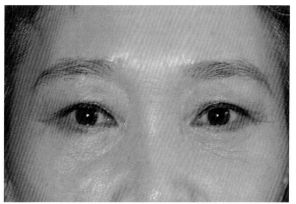

（a）术前。眼袋和下睑至眶下区处皮肤的小皱纹明显

（b）眶隔脂肪切除术联合眼轮匝肌上提下睑成形术后4个月。眼袋消失，下睑和颊部的界线上移。但是下睑皮肤的皱纹增加

图2-24-12　案例4：术后小皱纹变明显的案例

主要原因是下睑皮肤切除量不足

● 控制脂肪切除量，有助于保证良好的术后效果，多数患者更喜欢联合进行中面部提升和面中部填充治疗的效果（图2-24-13）。

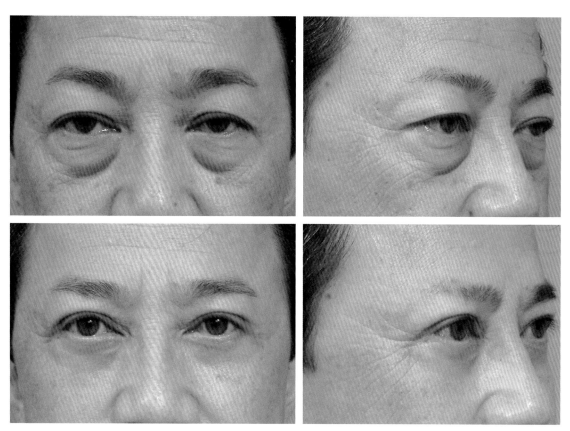

a	b
c	d

（a、b）术前。眼袋膨隆非常严重，眶下区皮肤皱纹严重。由于下睑皮肤水肿，皱纹看起来并不明显。睑颊沟深，眶下区组织厚度中等

（c、d）眶隔脂肪切除联合眼轮匝肌上提下睑成形术后5个月，同时联合进行上睑皮肤切除和提肌腱膜前徙术。眶下区皱纹得到改善，严重膨隆的眼袋变小。在下睑的外下方，向眶下区走行的皱纹角度发生变化

图2-24-13　案例5：中面部软组织较少的案例

术中适当切除眶隔脂肪

● 不切除眶隔脂肪仅行眶隔折叠术，即使不上提眼轮匝肌，也可能达到缩小眼袋的效
果（图2-24-14）。

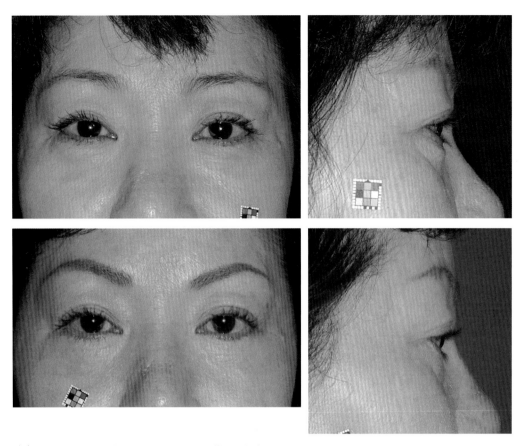

a	b
c	d

（a、b）术前。眼袋不明显，颊部软组织较多

（c、d）眶隔折叠术联合松弛皮肤切除术后1年。下睑整体轮廓变平滑，睑颊沟无明显变化

图2-24-14　案例6：眶隔折叠的案例

在这一案例中存在皮肤和眼轮匝肌松弛。此例患者无须行眶隔折叠术。如果进行眶隔折叠术，既不会有好处
也不会有坏处

● 眶隔折叠术有向眶隔内侧挤压眶隔脂肪的效果，但实际上挤压作用比较微弱。如果联合眼轮匝肌提升术，改善眼袋的效果更为明显，有可能增加下睑水平方向的张力（图2-24-15）。

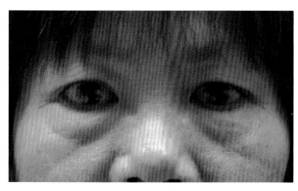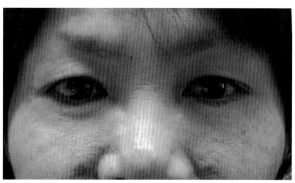

（a）术前。眼袋膨隆明显，在内侧，沿睑颊沟较深。在外侧，位于颊部中央的颊中沟比睑颧沟（Palpebro Malar Groove）深。眶下区软组织较厚

（b）眶隔折叠术联合眼轮匝肌上提下睑成形术后3个月。眼袋消失，睑颊沟变得不明显，颊中沟内侧变浅

图2-24-15　案例7：眶隔折叠术联合眼轮匝肌提升术案例
对于眶下区组织较厚的患者，采用眶隔折叠术联合眼轮匝肌提升术的效果较好

但是对于眶隔脂肪过多的患者，即使采用眶隔折叠术联合眼轮匝肌提升术，仍不能充分改善眼袋（图2-24-16、图2-24-17）。

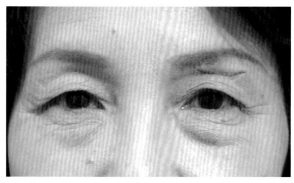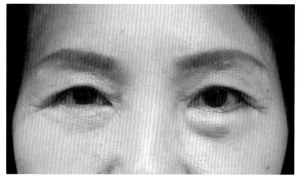

（a）术前。下睑皱纹及眼袋明显，左侧眼袋尤为明显。眶下区软组织较薄，上睑皮肤松弛

（b）行眶隔折叠联合眼轮匝肌上提下睑成形术后3个月。同时进行上睑提升。皱纹得到改善，但左侧眼袋膨隆仍较为明显。下睑和颊部的界线向上移动

图2-24-16　案例8：联合应用眶隔折叠术和眼轮匝肌提升术，但眼袋改善不充分的案例
眶隔折叠术不能缩小较大的眼袋。术前确定左右两侧眼袋的差异，对眼袋较大侧行眶隔脂肪切除

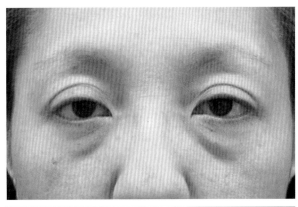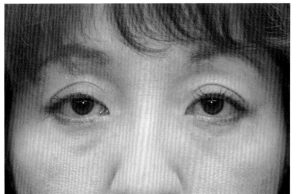
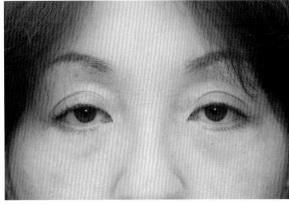

a	b
c	

（a）术前。皮肤处有1条斜向走行的皱纹，眼袋虽小但睑颊沟明显

（b）眶隔折叠联合眼轮匝肌上提下睑成形术后3个月。眼袋变小，但未达到患者要求，右下睑处有皱纹残留。之后进行了修复手术

（c）追加多余皮肤切除联合眶隔脂肪切除术后2个月

图2-24-17　案例9：联合应用眶隔折叠和眼轮匝肌提升术，但改善不充分的案例

● 也可以在折叠眶隔的同时将下方的横向韧带缝合固定于眶下缘。这种方法对于膨出脂肪的压迫效果更好，但是由于向上看时易露出巩膜，容易引起患者的不满意。

● 将眶隔脂肪向眶下缘前重置的手术方法，可以在减小眼袋膨隆的同时减轻眶下缘的凹陷（图2-24-18～图2-24-23）。

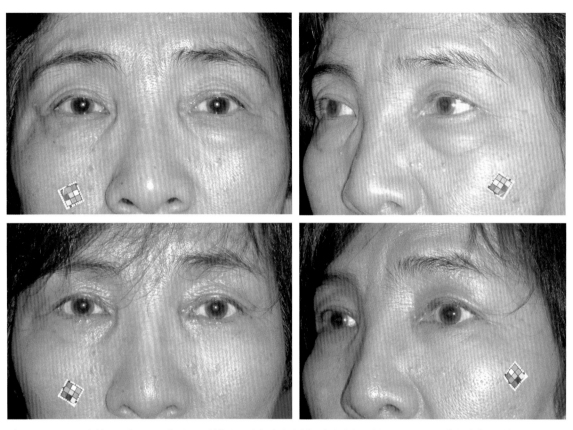

a	b
c	d

（a、b）术前。眼袋明显，特别是左侧较大。睑颊沟由内侧向中央走行且较深。眶下区上半部分软组织较少

（c、d）将眶隔脂肪向下重置，但不切除眶隔脂肪，同时行眼轮匝肌上提下睑成形术后6个月。眼袋变平坦，眶下区上部凹陷变浅。下睑和颊部的交界区变平滑的同时向头侧移动，皱纹减少

图2-24-18　案例10：眶隔脂肪重置移动联合眼轮匝肌上提的案例

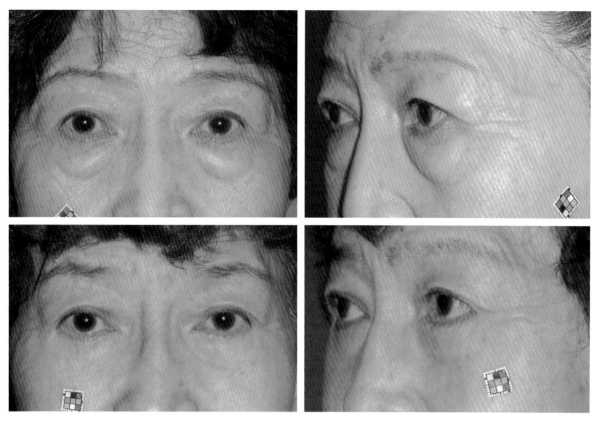

a	b
c	d

（a、b）术前。眼袋膨隆较大，眶下区凹陷

（c、d）重置并切除眶隔脂肪联合眼轮匝肌提升术后5个月。眼袋缩小，下睑和眶下区交界线向头侧上移。眶下区上部凹陷变浅

图2-24-19　案例11：眶隔脂肪重置联合眼轮匝肌上提的案例

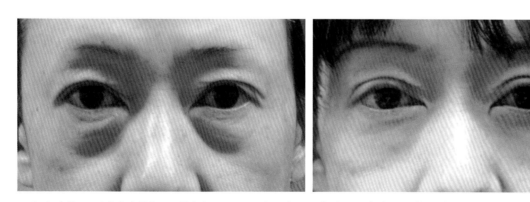

（a）术前。下睑处存在皱纹且眼袋膨隆，眶下区上部凹陷

（b）眶隔脂肪重置联合眼轮匝肌提升术后4个月。眼袋缩小，皱纹变浅，睑颊沟变浅

图2-24-20　案例12：眶隔脂肪重置联合眼轮匝肌上提的案例

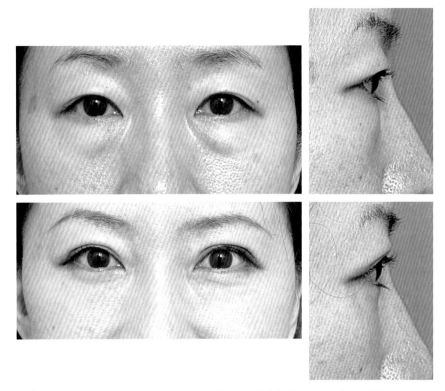

a	b
c	d

（a、b）术前。眼袋膨出严重，泪沟明显。皮肤皱纹不明显。中面部平坦

（c、d）术后4个月。眼袋缩小，下睑和颊部交界区变得平滑

图2-24-21　案例13：眶隔脂肪及眶隔重置联合眼轮匝肌提升术的案例

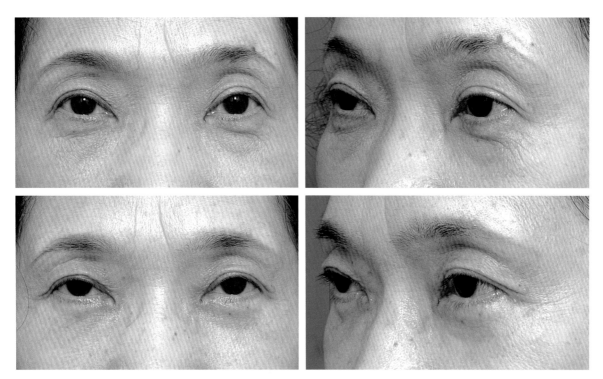

（a、b）术前。左侧眼袋较小。右侧眼袋较左侧更小，几不可见。睑板前皮肤下垂形成皱纹。睑板前外侧皮肤下垂的
纵向幅度变宽。中面部组织菲薄

（c、d）术后1年。皮肤下垂产生的皱纹消失。细小皱纹并没有得到改善。睑板前外侧的皮肤上提，纵向宽度减小。
左侧的眶隔前部较右侧凹陷，患者更喜欢左侧的效果，希望将右侧眼袋也进行缩小

图2-24-22　案例14：眶隔脂肪及眶隔重置联合眼轮匝肌提升的案例（仅切除左侧眶隔脂肪）

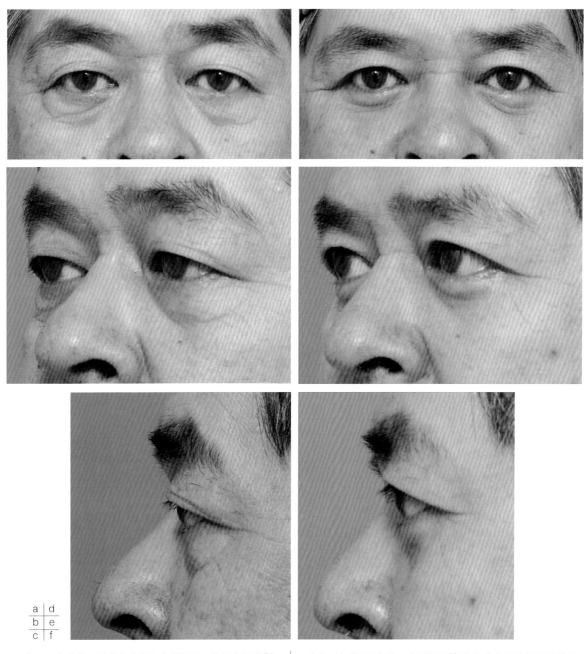

<table>
<tr><td>a</td><td>d</td></tr>
<tr><td>b</td><td>e</td></tr>
<tr><td>c</td><td>f</td></tr>
</table>

（a～c）术前。眼袋自内侧向外侧膨隆，睑颊沟和睑颧沟明显。下睑外侧的纵向宽度较大。如果仅采用经结膜入路的脂肪去除术，将无法上提下睑外侧

（d～f）术后6个月。由于眶隔脂肪的减少导致了眶隔前部的凹陷，在睑板前形成了类似于眼苔样的结构。下睑纵向宽度减小，下垂感消失。患者微笑时，眶隔前部可见细纹

图2-24-23　案例15：进行眶隔脂肪切除、脂肪和眶隔前置、眼轮匝肌上提的案例

　　如果不联合眼轮匝肌提升术，则下睑和颊部的交界区下降，下睑纵向的宽度变大。患者会因眼袋改善不充分而产生不满（图2-24-24、图2-24-25）。

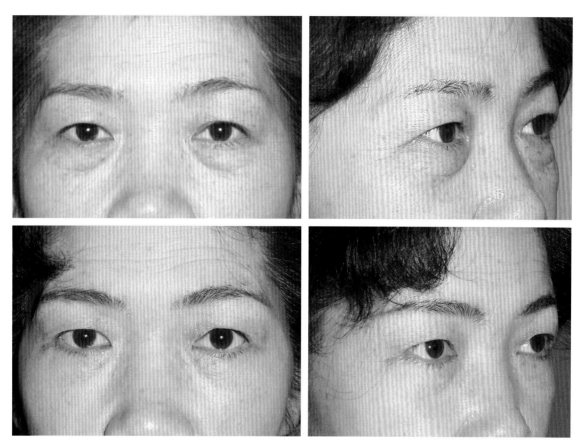

a	b
c	d

（a、b）术前。眼袋膨隆和睑颊沟明显。与下睑交界处附近的眶下区上部组织较少

（c、d）不完全切除眶隔脂肪，眶隔脂肪重置覆盖眶下缘。未进行眼轮匝肌上提，切除多余的眼轮匝肌和皮肤。

术后3个月，眼袋膨隆变小，睑颊沟变浅。下睑向下方延伸变平坦，给人以下睑向下方延伸的感觉

图2-24-24　案例16：眶隔脂肪重置的案例

没有进行眼轮匝肌上提

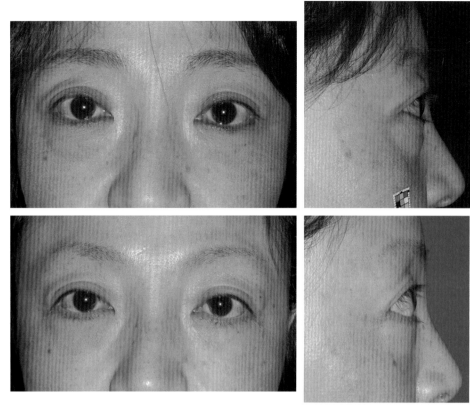

a	b
c	d

（a、b）术前。右侧眼袋较大。皮肤有斜向走行的皱纹，可见患者存在眼袋膨隆和睑颊沟

（c、d）脂肪重置联合松弛皮肤及眼轮匝肌切除术后7个月。未进行眶隔脂肪的切除和眼
轮匝肌的上提。皮肤皱纹不明显，眼袋膨隆变平坦，睑颊沟变浅，且位置向下移
动。患者对术后效果不满意，最不满意的是右侧眼袋的残留

图2-24-25　案例17：眶隔脂肪重置的案例

● 不处理眶隔和眶隔脂肪而行眼轮匝肌上提术的患者，眼袋整体缩小，睑颊沟外侧变平滑（图2-24-26）。

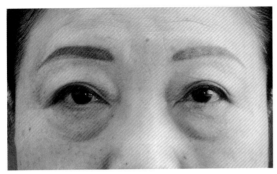
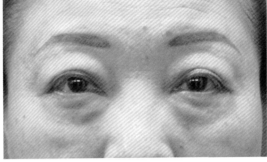

（a）术前。眼袋膨隆　　　　　　　　　　（b）没有处理眶隔脂肪和眶隔，眼轮匝肌上提联合松
　　　　　　　　　　　　　　　　　　　　　　　　弛皮肤切除术后。内侧眼袋膨隆残留

图2-24-26　案例18：眼轮匝肌上提的案例

仅行眼轮匝肌上提术，眼袋内侧改善不充分。如果想改善眼袋内侧，需处理眶隔脂肪和眶隔

● 不切除皮肤和眶隔脂肪仅行颞区上提术联合眼轮匝肌上提术也可以改善眼袋和泪沟，上提纠正下睑外侧的下垂。也就是说，仅行眼轮匝肌上提术对眼袋、泪沟和下睑松弛有改善效果，但并不能完全改善内侧眼袋。建议联合应用内侧眶隔脂肪切除或脂肪及眶隔重置。

● 外眦固定术有防止术后下睑外翻和下睑下垂的效果。可以进行下睑牵拉试验，如果下睑水平方向张力较低，则应进行外眦固定术。外眦固定术后即刻，外眦角被拉向外侧，睑裂横径可延长1~2mm。但是一般在术后1个月左右，睑裂会恢复原状。

● 行外眦固定术或眼轮匝肌上提术，术后球结膜水肿发生率较高，球结膜水肿时间较长。在球结膜下注射激素类药物，可减轻术后球结膜水肿。

● 如果不进行外眦固定术，可以切除少量下睑皮肤，也可以取得一定的效果。但是需要注意尽量不要切除外眦角处睫毛下方的皮肤。

（ ˆ–ˆ ）为防止睑外翻，可以对所有患者均进行外眦固定术。

（ *–* ）球结膜水肿最长可持续6个月仍不消退，常造成患者的不适。

（ *0* ）一般为了缩小眼袋、恢复下睑眶隔前水平方向的张力、改善眶下缘凹陷，可采用切除松弛皮肤、向眶下缘前重置眶隔和眶隔脂肪、剥离眼轮匝肌至眶下缘下方、眼轮匝肌提升术等方法的联合应用均能获得较好的效果。同时对于许多中面部组织菲薄的患者，术后年轻化效果常不理想，可以考虑联合进行中面部提升或者中面部填充。

25 中面部提升术

■ 适应证　　适用于改善下睑松弛（除皱术）、皮肤的线状皱纹或由于皮肤松弛折叠产生的皱褶（Festoon）、眼袋（下睑眶隔前部的膨隆）、眶下缘凹陷以及眶缘下方眶下区的松弛。随着年龄的增长，中面部眶下区的软组织从眶下缘下垂，眶下区上部的软组织变得菲薄，眼袋膨隆明显，眶下缘凹陷，睑颊沟、睑颧沟和颊中沟变深，法令纹也变深。为改善上述症状，可进行中面部提升术。

■ 设　计　　于下睑睫毛下设计切口。切口线同下睑成形术，于外眦角外侧向外下方延长切开线，长度为1.5～2.0cm。

■ 麻　醉　　应用含1：10万肾上腺素的1%利多卡因溶液，行下睑皮下浸润和眶下神经阻滞麻醉，单侧用量2mL。用生理盐水将含1：10万肾上腺素的1%利多卡因溶液稀释4倍，于眶下缘下方和外侧的上颌骨和颧骨表面注射，麻醉液用量100mL。联合使用静脉麻醉效果更好。

■ 手术方法　**1. 上提肌皮瓣**

　　在下睑睫毛下做切口，于皮下小心剥离睑板前眼轮匝肌。剥离至眶隔前眼轮匝肌时，移行至眼轮匝肌下进行剥离，剥离至眶下缘。

2. 于眶下缘下剥离并上提眼轮匝肌

　　眼轮匝肌附着于眶下缘，从内侧向外侧剥离眼轮匝肌并上提（图2-25-1）。

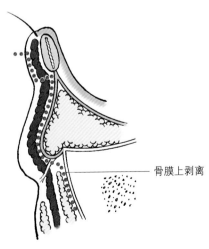

骨膜上剥离

图2-25-1　经下睑入路中面部提升术中的骨膜上剥离

于眶下缘下剥离眼轮匝肌至鼻翼水平

提上唇肌的肌纤维纵向走行，沿提上唇肌浅表向下剥离。剥离过程中可见眶下神经穿过肌肉向皮肤走行的数条分支，注意剥离过程中不要切断神经。

外侧颧骨骨膜前有脂肪组织附着，于其表面进行剥离比较容易。在眶下缘外侧下方1cm处，可见颧面神经，注意小心保护。

3. 中面部骨膜上剥离

沿骨膜上剥离至眶下缘下方2cm，可见颧大肌和颧小肌附着于颧骨表面。此处可见颊部皮下有纤维组织紧密附着于颧骨上，切断纤维组织，剥离至鼻翼上缘水平。

向外剥离至颧大肌的内侧缘。切开外眦角外侧的皮肤，切开眶隔前眼轮匝肌，沿颧骨体部骨膜上进行广泛剥离。

4. 处理眶隔脂肪和眶隔

处理眶隔脂肪时，沿眶下缘切开眶隔，切除眶隔下方疝出的脂肪。将眶隔和脂肪一起向眶下缘下方牵拉，由内向外缝合固定于提上唇肌和颧骨骨膜上。

5. 将中面部皮瓣上提至眶下缘

在上提的中面部内侧，用钩镊牵拉眼轮匝肌下端的纤维性脂肪组织，将其上提至眶下缘（图2-25-2、图2-25-3）。确定中面部软组织可向上方移动的距离，用钩镊夹持重置的眶隔脂肪和眶隔，并用4-0尼龙线将其缝合固定于眶下缘骨膜上。

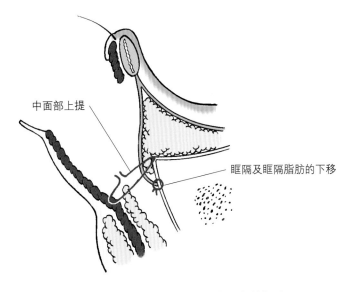

图2-25-2　眶隔脂肪的下移和中面部的提升

眶隔脂肪和眶隔下移，将剥离出的颧颊部皮瓣上提固定至眶下缘骨膜

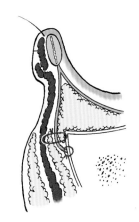

图2-25-3　中面部的提升和切口的关闭

上提眼轮匝肌，切除多余的皮肤，关闭切口

于眶下缘的内侧、中央和外侧3处，上提固定中面部组织（图2-25-4、图2-25-5）。

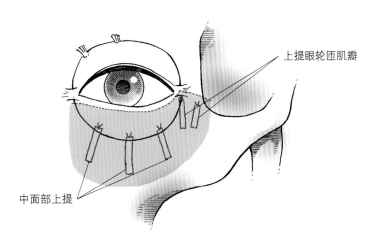

图2-25-4　中面部提升的剥离和上提固定

于眼轮匝肌下进行剥离，剥离范围超过眶下缘至鼻翼水平。于眶下缘的内侧、中央、外侧和外眦区进行眼轮匝肌的上提固定

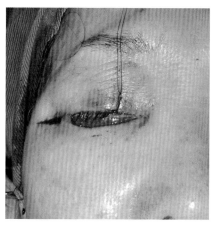
（a）沿眼轮匝肌下剥离至鼻基底水平

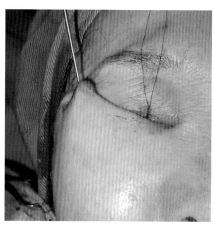
（b）用皮钩向上牵拉下睑和中面部的肌皮瓣

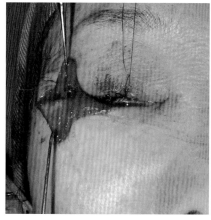
（c）在上提的肌皮瓣重叠区剥离皮肤和眼轮匝肌，形成眼轮匝肌瓣

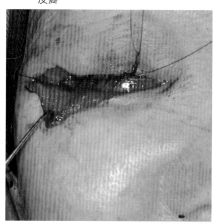
（d）上提眼轮匝肌瓣，并将其基底部缝合于眶外侧壁骨膜处

图2-25-5　眼轮匝肌瓣的上提

6. 上提眼轮匝肌瓣

用5-0尼龙线进行外眦固定术。于下睑外侧的肌皮瓣处，将眼轮匝肌从皮肤上剥离，形成眼轮匝肌瓣。向上牵拉肌瓣，固定于眶外侧壁骨膜处。

7. 处理松弛的皮肤

最后切除松弛的皮肤和眼轮匝肌，关闭切口。注意术中切除的皮肤量要适度。

手术结束时如果存在球结膜水肿，可将倍他米松20mg/mL用生理盐水稀释5倍后，注射于球结膜下，单侧用量0.1mL。

■术后护理　　术后7天拆线。

●本术式的优缺点、术后注意事项和预后

● 术后球结膜水肿的发生率较高。大多数患者可于4周后自行消退，部分患者可持续3个月以上。可在球结膜下注射激素类溶液，减轻球结膜水肿。

● 术后下睑与眶下区的交界线向上移动且变得平滑。眶下区前软组织上提改善了眶下区中部组织菲薄的情况。可改善重度鼻唇沟纹，对于轻度至中度鼻唇沟纹的改善有限。

● 术后即刻眶外侧组织膨隆和眼尾遮盖明显。术后3个月，眶外侧的提升变得松弛，眼尾遮盖变得不明显。联合进行颞区和前额上提术，可避免眶外侧膨隆。

> （^–^）值得注意的是，颧骨突出的患者行中面部提升术时，颧脂肪向外侧上提后，颧骨突出会变得更加明显。

案例展示见图2-25-6、图2-25-7。

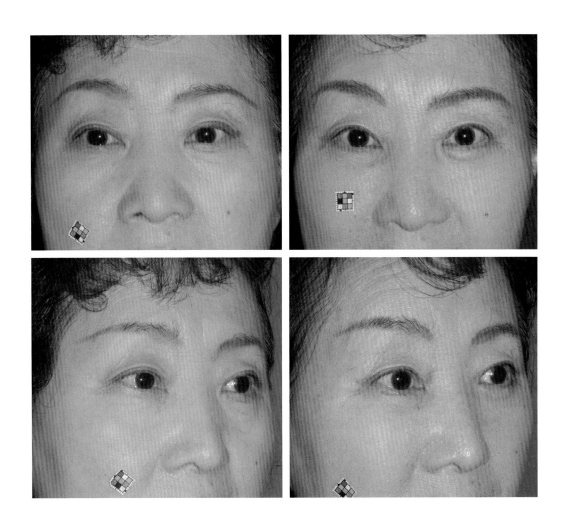

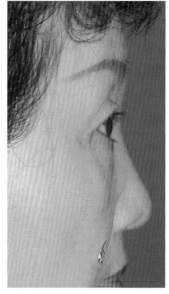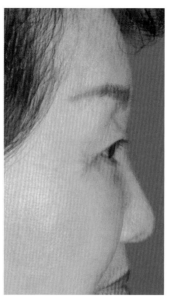

```
a d
b e
c f
```

（a~c）术前。下睑有皱纹，下睑下缘至眶下区上部有凹陷。下睑平坦，无眼袋膨隆

（d~f）面中部提升术后5个月。眶下区上部厚度增加，下睑和眶下区交界上移，下睑的纵径缩短。右侧下睑区平坦，左侧下睑睑板前形成"卧蚕"样膨隆。由于眶下区软组织上提，鼻唇沟纹变浅

图2-25-6 案例1：中面部提升的案例

"卧蚕"的形成并不在计划内，眼轮匝肌上提固定和皮肤切除量的不同造成了左侧卧蚕的形成

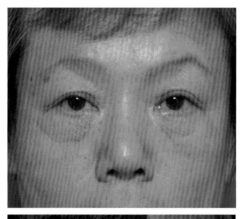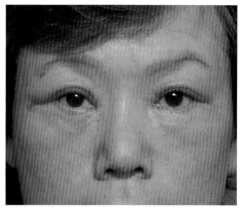

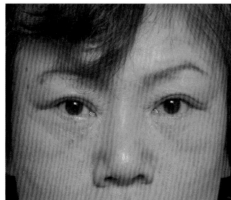

```
a b
c
```

（a）术前。于睫毛下做切口，行中面部提升联合颧颊部提升术

（b）中面部提升术后2个月。右侧眼尾的皮肤覆盖上提的下睑和颧部

（c）右侧眉外侧上提术后3个月

图2-25-7 案例2：中面部提升后眼尾遮盖明显的案例

26 中面部填充术：注射法

■适应证　　注射材料包括透明质酸和自体脂肪。

适用于眶下缘至眶下区上部容量不足的患者。眶下区上部后缩使眼袋膨隆变得明显，睑颊沟也变深。

注射填充适用于不愿接受固态填充和不想接受切开手术的患者。对填充效果有疑虑的患者首选透明质酸填充，希望效果持续长久的患者适合进行脂肪注射。

透明质酸注射

■设　计　　标记眶下区前面的眶下神经孔周围的凹陷区域。

■麻　醉　　贴敷利多卡因软膏。

■手术方法　　尽量采取坐位进行注射。针尖抵住眶下区骨膜，于骨膜正上方进行注射（图2-26-1）。

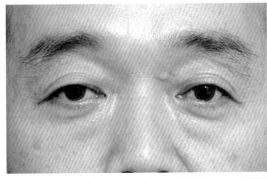
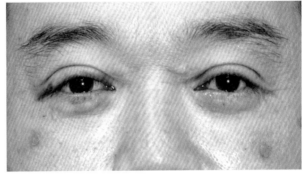
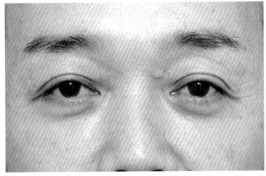

a	b
c	

（a）术前。眼袋及泪沟明显，其下方中面部组织较薄

（b）术后即刻。下睑经结膜入路脂肪去除术联合左右两侧中面部透明质酸注射，单侧注射剂量1mL。同时还进行了埋线式重睑术

（c）术后3个月

图2-26-1　案例：透明质酸注射的案例

注意不要过量填充。联合下睑经结膜脂肪去除的效果更好。注射的透明质酸逐渐被吸收，填充效果于6~12个月时消失。可以将可吸收性材料的注射作为预测非吸收性材料填充的治疗效果的方法。

脂肪填塞

设 计 标记眶下区上部眶下神经孔周围的凹陷区。为确定填充所需要的容量，术前可使用生理盐水或透明质酸类等可吸收材料进行模拟设计。注射填充的脂肪在术后会有吸收，考虑到脂肪的存活率在50%以下，准备填充所需容量2倍的脂肪。

麻 醉 将含1∶10万肾上腺素的1%利多卡因溶液用生理盐水稀释4倍，用于脂肪供区的麻醉。眶下区麻醉使用含1∶10万肾上腺素的1%利多卡因溶液，行眶下神经阻滞麻醉，单侧用量1mL。

手术方法 脂肪注射的层次为骨膜上、提上唇肌内和颧颊区的皮下脂肪（Malar Fat）内。将脂肪移入1mL注射器，使用18G针头进行少量多点注射。

为了避免注射填充的脂肪聚集成块，可按摩使其扩散。

● 本术式的优缺点、术后注意事项和预后

注射脂肪的成活率为10%~50%。为了避免过填充产生膨隆，注入脂肪量为所需填充量的2倍。效果不理想时，可于术后3个月进行追加注射。

27 中面部填充术：不可吸收材料植入法

■ **适应证**　同前一节。

眶下缘至眶下区前面的填充材料有：硅胶假体、羟基磷灰石颗粒、羟基磷灰石凝胶。这些材料可以植入眶下神经周围的骨膜下。

■ **设　计**　术前标记眶下区上部需要进行填充的范围。

■ **麻　醉**　可以单独使用局部麻醉，联合使用静脉麻醉和全身麻醉效果更好。

■ **手术方法**　为防止羟基磷灰石凝胶在硬化前混入血液影响硬化，可以于睫毛下做切口，并进行充分的腔隙分离。硅胶假体和羟基磷灰石颗粒的填充，除睫毛下切口外，还可选择经下睑结膜切口或经口腔黏膜切口入路。

硅胶假体

1. 假体的制作

制作和眶下区上部凹陷相吻合的假体。假体长10～20mm、宽20～30mm、厚1～5mm，根据眶下区上部凹陷形状制作而成。眶下神经孔位于眶下缘内侧1/3下1cm附近。在假体上做出供眶下神经通过的沟槽。

2. 硅胶假体的植入

放置假体，使眶下神经可以通过硅胶假体的沟槽。将假体与周围骨膜缝合（图2-27-1～图2-27-3）。

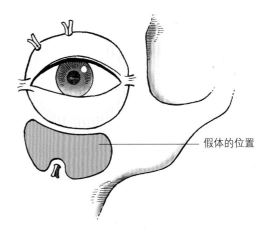

假体的位置

图2-27-1　硅胶假体植入的位置
将假体植入骨膜下间隙，假体包裹着眶下神经

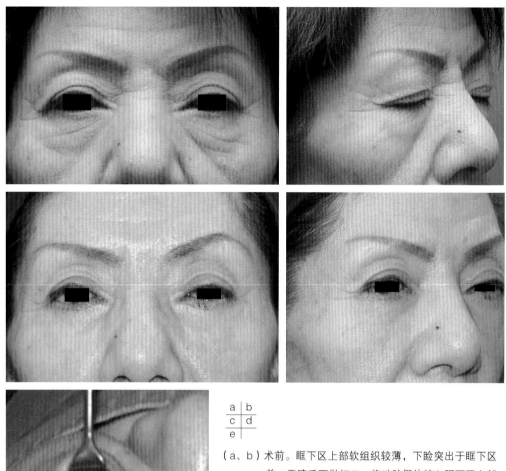

<table>
<tr><td>a</td><td>b</td></tr>
<tr><td>c</td><td>d</td></tr>
<tr><td>e</td><td></td></tr>
</table>

（a、b）术前。眶下区上部软组织较薄，下睑突出于眶下区前。于睫毛下做切口，将硅胶假体植入眶下区上部骨膜上腔隙。同时行眶隔脂肪重置联合眼轮匝肌上提下睑成形术

（c、d）术后3个月。包括睑颧沟和颊中沟在内的眶下区上部的凹陷变浅。下睑皱纹变得不明显，下睑的纵向宽度缩小。眶下区上部较下睑突出

（e）于睫毛下做切口，将硅胶假体植入眶下区上部骨膜下腔隙内

图2-27-2　硅胶假体填充的案例1

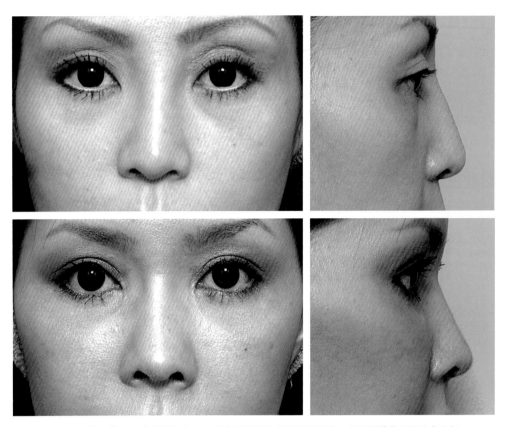

a	b
c	d

（a、b）术前。眼袋膨隆较小，但是由于眼袋下方眶下区凹陷，中面部整体显得没有生气

（c、d）术后6个月。采用经结膜入路的方法植入了6mm厚的硅胶假体。同时行下睑下至术及上睑下垂矫正术

图2-27-3　硅胶假体填充的案例2

羟基磷灰石颗粒（图2-27-4）

1. 将羟基磷灰石颗粒填入注射器

用生理盐水模拟注射填充，测定填充需要的容量。将相同体积的羟基磷灰石颗粒装入1.0mL或2.5mL的注射器中备用。用剪刀剪断注射器的顶部（安装注射针侧），使填充材料易于推出。使用1.0mL注射器时，可能会感觉羟基磷灰石颗粒较难推出。

2. 将颗粒注射入骨膜下腔隙

将注射器前端插入骨膜下腔隙，于眶下神经内侧和外侧注射羟基磷灰石颗粒。如果将羟基磷灰石颗粒注入眶下缘上方，术后下睑会形成膨隆或坚硬的突起，影响患者外观。可将疝出于眶下缘上方的颗粒下压回骨膜下的腔隙。如果这部分颗粒与眼轮匝肌或脂肪组织相粘连，无法向眶下缘下方移动，可将其去除。

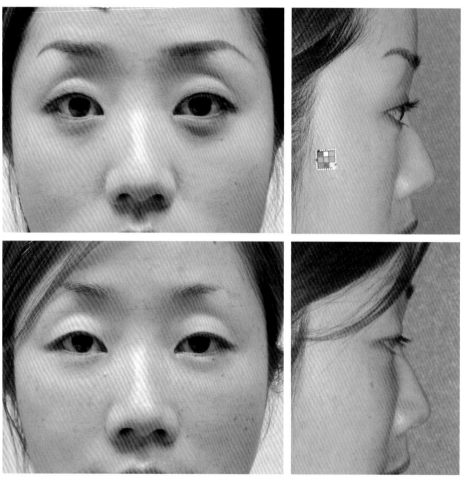

a	b
c	d

（a、b）术前。眶下区上部平坦

（c、d）经下睑结膜入路羟基磷灰石颗粒注射术后3个月，于骨膜下进行注射，单侧用量1.3mL

图2-27-4　羟基磷灰石填充案例

羟基磷灰石凝胶（图2-27-5）

1. 将羟基磷灰石凝胶填充入注射器

术前测定填充所需容量，将羟基磷灰石凝胶填充入注射器中备用。

羟基磷灰石凝胶不是易流动的状态，其硬度是手指可以捏动的胶冻状。

2. 注入骨膜下腔隙并待其硬化

如果在羟基磷灰石凝胶硬化完成前混入血液或其他液体，会影响其硬化，因此需要充分剥离骨膜下腔隙。注入后需要等待羟基磷灰石凝胶硬化，硬化时间大约需要10min。

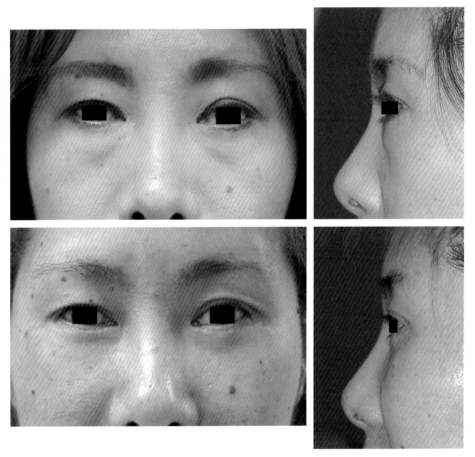

a	b
c	d

（a、b）术前。眼袋膨隆，眼袋下缘至眶下区上部凹陷，眶下区较下睑凹陷后缩

（c、d）于睫毛下做切口，行骨膜下腔隙羟基磷灰石凝胶中面部填充联合骨膜上剥离中面部提升术后6个月。行眶隔脂肪重置联合眼轮匝肌上提，眶下区上部较下睑膨隆

图2-27-5 羟基磷灰石凝胶注射的案例

■术后护理　睫毛下切口7天后拆线。

术后1个月羟基磷灰石凝胶被肉芽组织包裹固定。期间需注意，如果用力挤压面颊部会导致植入物移位。

● 本术式的优缺点、术后注意事项和预后

- 中面部填充可以使面颊轮廓圆润，改善下睑膨隆（眼袋）和睑颊交界区凹陷。但是由于中面部凹陷退缩的患者多未意识到自身存在面部结构不良，因此对术后的效果常存在疑惑，因此术前的模拟十分重要，一定要避免过量注射。

- 用注射器将羟基磷灰石颗粒注入骨膜下的腔隙内，可能发生术野无法通过结膜切口直视的情况，注射不当可能出现触之坚硬的突起或产生眼袋样的膨隆。术中需确保通过睫毛下切口充分暴露术野之后，准确地进行植入。

> （^-^）高龄患者和皮肤较薄者可能出现植入物轮廓显现，建议使用柔软的填充物。
>
> （*-*）羟基磷灰石颗粒填充操作难度较大，即使在睫毛下做切口进行广泛剥离，术后也可能成形不理想，而且取出较为困难。
>
> （*0*）硅胶假体最容易操作，取出也较为容易。

28 颞部提升术

适应证　　适用于改善眼尾处松弛。对于希望进行颞区提升的患者，用手指向后上方牵拉颞部发际线，模拟患者希望得到的面容。眼尾被牵拉向外上方后，眼神会变得严厉。对于希望进行颞部提升术的患者，一般不是想通过上提外眦角来改变眼部外观，而是希望得到下睑至眶下区提升的效果（图2-28-1）。

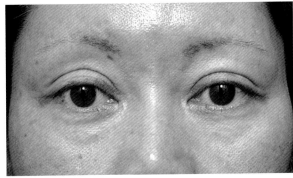
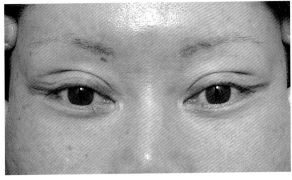

a	b
c	

（a）术前。患者眼袋较小

（b）用手指向外上方牵拉颞部发际线，模拟颞部提升术的效果

（c）颞部提升术后1年。眼袋几不可见，眼尾上提

图2-28-1　案例1

（^-^）用手指向外上方提拉颞部发际线，模拟颞部提升术后效果，可以让患者意识到眼尾的变化十分重要。

为了从颞部提升眼尾，沿颞部发际线设计皮肤切口。如果患者不仅想提升眼尾，还想提升下睑和中面部外侧，可以从颞部发际线开始围绕鬓角切开颞部外上方至耳轮脚前缘处的皮肤（图2-28-2）。

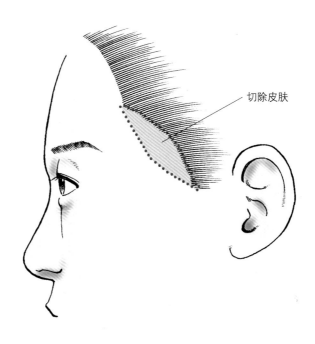

（a）提升眼尾，小范围切开颞部发际线

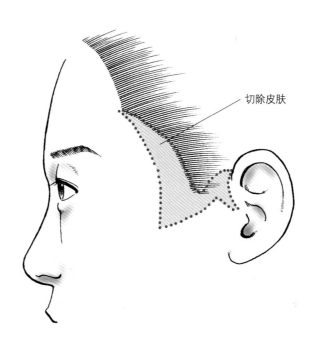

（b）提升眼尾至面中部眶下区，切口延伸至耳轮

图2-28-2　颞部提升术切口线的设计

■麻　醉　　用生理盐水将含1∶10万肾上腺素的1%利多卡因溶液稀释4倍后使用。

■手术方法　　**1. 沿颞部发际线切口进行皮下剥离**

向后倾斜手术刀，与皮肤成30°角，于颞部发际线处切开皮肤。于皮肤切开处向外眦方向进行皮下剥离。帽状腱膜周围有面神经颞支和颞浅动脉走行，实际剥离层次较帽状腱膜浅。在眼尾处确认眼轮匝肌外侧，沿眼轮匝肌浅面剥离至外眦。

2. 下睑眼轮匝肌下剥离

为了提升下睑，于外眦平面水平切开眼轮匝肌，并切开其下方的眼轮匝肌外侧缘，剥离下睑处眼轮匝肌深面。此时确认并小心保护颧面神经。眼轮匝肌通过眼轮匝肌支持韧带紧密附着于眶下缘，剥离眼轮匝肌至眶下缘中央。

3. 中面部骨膜上剥离

眶下缘下方的颧骨骨膜上剥离较为容易，但靠近颧大肌附着点附近时，纤维结缔组织的剥离较为困难，此处为颧弓韧带。在切断颧弓韧带前，于皮瓣侧的韧带处缝线结扎标记，以便于上提韧带。中面部剥离至显露出颧大肌。

4. 眼轮匝肌上提

在外眦处向后上方牵拉下睑外侧的眼轮匝肌瓣，用5-0尼龙线将眼轮匝肌瓣固定于眶外侧的骨膜和颞筋膜处。此时尽量将眼轮匝肌上提靠近外眦，增加下睑眶隔前部眼轮匝肌水平方向的张力。

5. 颧弓韧带上提

将颧弓韧带的结扎线向后上方牵拉，缝合于颧骨体的骨膜处，可以起到提升中面部的作用。此时皮肤处可能出现同颧弓韧带和眼轮匝肌韧带上提一致的酒窝状凹陷，上提其外侧的皮肤，此凹陷即可消失。

6. 皮肤修整

此时倾斜手术刀使得皮肤断端和最初切口断端平行，切除上提后皮瓣的多余部分。

7. 皮瓣上提固定

上提固定皮瓣时，沿颞部发际线切开皮肤后显露颞深筋膜，将皮瓣的皮下组织缝合于颞深筋膜上。

▨术后护理　　　　7天后拆除颞部发际线处的缝线。

●本术式的优缺点、术后注意事项和预后

● 可不沿颞部发际线做切口，而是于颞部毛发内做切口行颞部提升。同时为了避免颞部毛发脱失，不沿皮下而是沿帽状腱膜下进行剥离。由于帽状腱膜在颞线、眶外侧缘和颧弓处与骨连接紧密，如果不进行完全剥离则无法达到眼尾提升的效果。如果剥离不充分，在关闭切口时皮肤张力增加，不仅得不到提升的效果，反而会在创缘处产生大范围毛发脱落和瘢痕。

> （ˆ–ˆ）在颞部提升术后，患者常反应颞部出现大范围的毛发脱落和瘢痕，而且没有任何提升效果。不建议进行颞部毛发内的切口。

● 与毛发内切口相比，颞部发际线切口更靠近眼尾，施加于术区的牵引力更容易传达至眼尾，且不用担心毛发脱落。沿颞部发际线做切口后，虽然切断了毛干，但是残存的毛根可穿过其表面覆盖的皮肤和瘢痕再生，术后的瘢痕变得不明显。但在术后1~6个月的毛发再生期，可能发生毛囊炎。

　　案例展示见图2-28-3、图2-28-4。

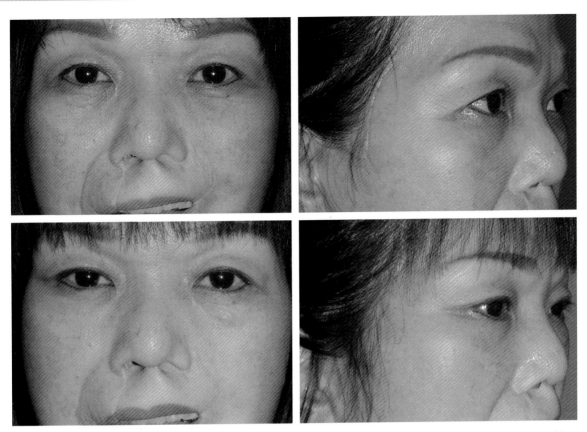

a	b
c	d

（a、b）术前。患者4个月前曾行颞部发际线切口面部提升术。因切口垂直于皮肤，颞部直线型瘢痕明显。为减轻右侧鼻唇沟纹，要求只对右侧进行颞部提升术

（c、d）右侧颞部提升术后6个月。鼻唇沟纹变浅。右侧的眼尾上提，左右两侧眼尾高度存在差异。下睑和中面部提升效果确实，眼尾明显向外上方上提

图2-28-3　案例2

颞部提升术后，眼尾上提的效果可持续半年以上。患者并没有对治疗结果表示不满，但是由于颞部提升对眼尾的改变较大，应慎重考虑是否实行此手术

● 颞部提升术向外侧牵拉眼尾，使眼睛看起来细长。

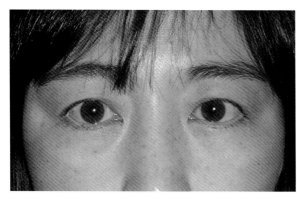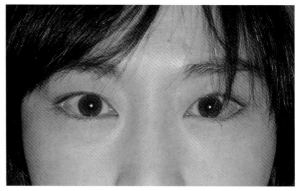

（a）术前。既往曾行下睑成形术　　　　　　（b）颞部提升术后2个月。眼尾上提

图2-28-4　案例3

有时患者会要求尽量上提眼尾，但患者对这样做的效果并不十分清楚。术后2个月效果以及最终恢复的程度值得深思

● 许多患者抱怨"眼神变得比预想的要严厉"。有时行前额上提术改善被遮盖的眼尾效果更好。进行术前模拟，确认眼尾的变化并探讨提升的方向十分重要。

● 对于要求进行颞部提升术的大部分患者，并不是想上提眼尾而是想改善下睑和中面部的松弛。对于这种要求，应对眼轮匝肌和颧弓韧带进行固定，上提下睑和中面部，尽量不要上提颞部的发际线。

> （^-^）经颞部入路的中面部提升术，术后效果往往不够确切。

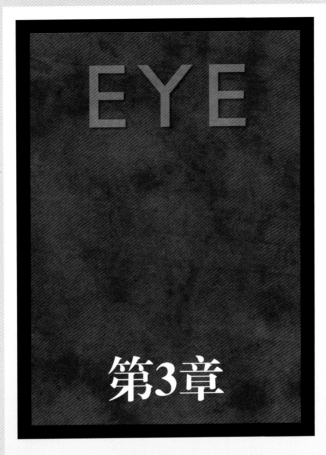

EYE

第3章

眼部二期修复手术

1 设计外重睑线的修复

　　小切口法、全切开法、经皮肤入路上睑下垂整复术中，需将皮肤固定于睑板和腱膜处，使得重睑线和皮肤缝合线一致。但术后有时会在缝合线上方形成重睑线，这条重睑线叫作设计外重睑线。

　　设计外重睑线大多在术后即刻或术后第2天出现。设计外重睑线还多见于睁眼力量较弱的患者，考虑这是由于术后的肿胀造成睁眼幅度减小伴随眉毛上提造成的。设计外重睑线有可能于3周左右自行消失，但大多数的患者无法自行消失（图3-1-1、图3-1-2）。

---

*设计外重睑线的发生机制

　　睁眼时，重睑线上方皮肤的移动量小于重睑线向上移动的距离，重睑线上方的皮肤覆盖重睑线形成重睑。睁眼不良时，眉毛上抬变强，上睑上方皮肤移动量和下方皮肤移动量的差距变小。如果下方皮肤和上方皮肤的移动量相同，皮肤无法折叠则形成单睑。下方的移动量比上方的移动量大时，则会于某处产生反折，而且反折不一定出现在缝合产生的重睑线处。如果其上方的皮肤处有比重睑线更易发生反折的地方，则可在此处形成重睑，设计外重睑由此形成。

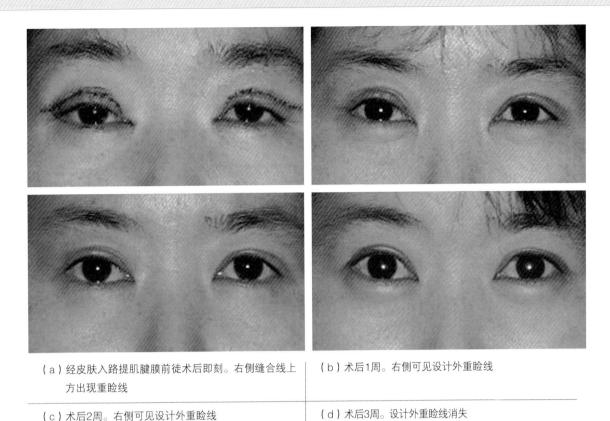

（a）经皮肤入路提肌腱膜前徙术后即刻。右侧缝合线上方出现重睑线

（b）术后1周。右侧可见设计外重睑线

（c）术后2周。右侧可见设计外重睑线

（d）术后3周。设计外重睑线消失

图3-1-1　设计外重睑线自行消失的案例

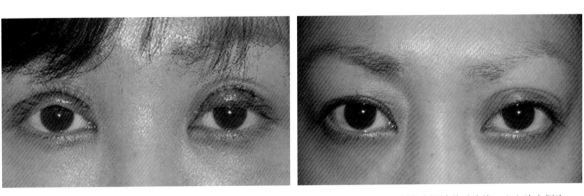

（a）经皮肤入路提肌腱膜前徙术后即刻。左侧缝合线上方出现设计外重睑线，左上睑睁眼不良

（b）术后3个月。左侧存在设计外重睑线，左上睑内侧睁眼力量不足

图3-1-2　设计外重睑线残留的案例

早期案例的修复

对于早期案例（术后即刻至术后1周）可行埋线上提术。

■ **设　计**　　患者取正面平视位，从上睑睫毛缘开始，经角膜内侧缘和外侧缘相对应的位置向眉部做2条垂线。

■ **麻　醉**　　沿上述2条垂线，从睑板结膜侧和重睑线开始至眉毛处，于皮下和结膜下注射含1∶10万肾上腺素的1%利多卡因溶液。

■**手术方法**　**1. 采用缝线法将重睑线向眉毛方向上提**

应用埋线重睑术时所使用的双针7-0尼龙线，首先在内侧垂线方向进行埋线。睑板上进针点的高度与设计重睑线的高度相同。从睑板结膜侧入针，沿靠近重睑线的睫毛侧皮肤出针。沿重睑线眉毛侧的皮肤进针，从正上方的眉毛处皮肤出针（图3-1-3a）。

双针中的另一针以相同的方法，从与第1针几乎相同的位置进针，于重睑线睫毛缘侧皮肤出针，从重睑线眉毛侧皮肤进针，从眉毛处皮肤出针。

之后在重睑线外侧以相同方法埋入另一根线（图3-1-3b）。

2. 结扎缝线

嘱患者保持仰卧位睁眼，将缝线打结结扎，皮肤将于设计的重睑线处折叠（图3-1-3c）。

打结方法采用可调节的蝴蝶结。嘱患者取坐位，反复睁眼闭眼，确保设计外重睑线消失。松紧合适后再打结。线结过松会导致设计外重睑线依然存在。

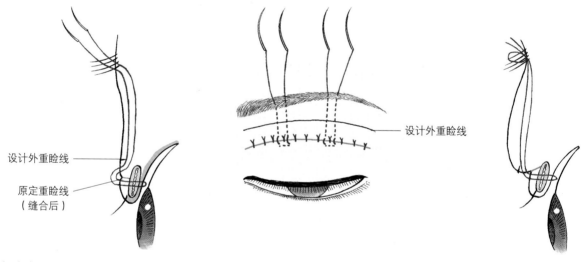

（a）在于重睑线相同高度处，将缝线从睑板穿过，缝线跨过重睑线走行至眉毛处

（b）在角膜内侧缘和外侧缘相对应的位置进行两处缝合

（c）将埋入的缝线打结上提，重睑线上提折叠。保持这样的状态1周

图3-1-3　为修复设计外重睑线而上提重睑线

■**术后护理**　　术后7天拆除上提的缝线。

（ˆ-ˆ）即使术后即刻没有出现设计外重睑线，如果担心有可能出现设计外重睑线，也可以进行上提处置来预防这种情况的发生。

案例展示见图3-1-4、图3-1-5。

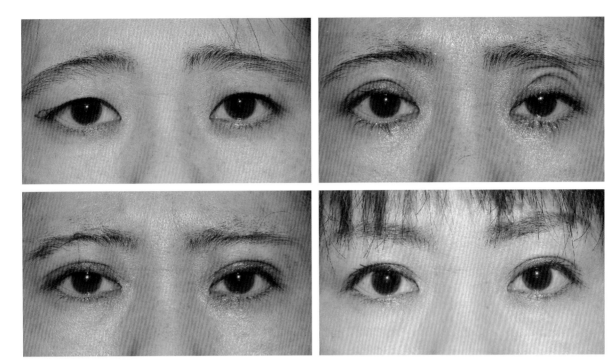

（a）小切口法重睑术前	（b）小切口法术后1周。左侧出现设计外重睑线，睁眼不良
（c）将重睑线向眉毛方向上提固定。1周后拆除固定缝线	（d）术后3个月

图3-1-4　案例1：术后早期案例

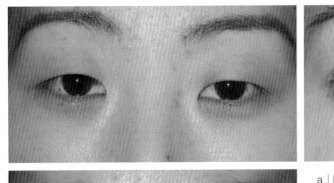

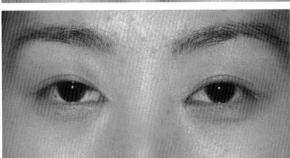

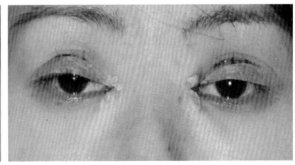

a	b
c	

（a）术前

（b）行小切口重睑术。术后即刻没有出现设计外重睑线，但术后1h后出现。1周后行重睑线上提

（c）术后3个月。重睑线上提固定1周，设计外重睑线消失

图3-1-5　案例2：术后早期案例

如果条件允许，尽量等到瘢痕成熟，一般为术后3个月以后再行修复手术。

■设　计　　　沿上次手术的切口线（设计重睑线）切开皮肤。与早期案例相同，为将重睑线上提固定，经角膜内侧缘和外侧缘相对应的位置引出2条垂线。

■麻　醉　　　应用含1∶10万肾上腺素的1%利多卡因溶液，以上次手术的瘢痕（设计重睑线）为中心，于上睑皮下和上提缝线在眉部的埋线处进行浸润麻醉。

■手术方法　**1. 切开皮肤**

沿上次手术瘢痕切开皮肤。观察切口线至设计外重睑线处眼轮匝肌和提肌腱膜的粘连情况，彻底松解粘连部位。

2. 松解切口眉毛侧皮瓣和提肌腱膜的粘连

上提切口眉毛侧的皮肤和眼轮匝肌，切除覆盖眶隔或眶隔脂肪的瘢痕组织，切开并显露眶隔脂肪。

用睑板钩上提切口眉毛侧的皮肤和眼轮匝肌，嘱患者睁眼，确认上睑皮肤与提肌腱膜间的粘连是否被彻底松解。

3. 处理切口睫毛侧皮瓣并关闭切口

如果上次手术的瘢痕至睫毛缘的距离和对侧（正常侧）相同，则无须剥离切口线睫毛缘侧皮肤，缝合皮肤。

如果上次手术瘢痕和对侧重睑线高度不同，剥离并上提切口线睫毛缘侧腱膜和睑板处皮肤，并缝合于睑板和腱膜上，使创缘和对侧重睑线高度一致，关闭切口。

切口缝合结束后，嘱患者睁眼，设计外重睑线可能消失，也可能于设计外重睑线处发生皮肤反折。

4. 重睑线上提固定

按照与设计外重睑线早期修复相同的方法，埋入2条缝线，向眉毛处上提并固定重睑线。

■术后护理　　术后7天拆除上提的缝线和重睑线的缝线。

案例展示见图3-1-6、图3-1-7。

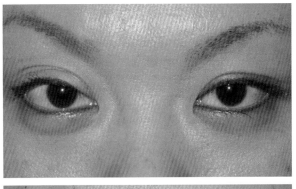
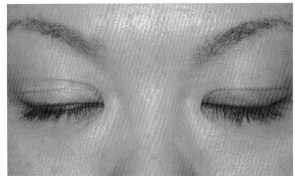
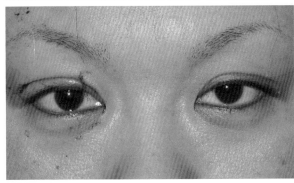
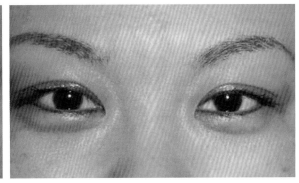

（a）曾于1年前行全切开式重睑，右侧出现设计外重睑线，右眼内侧眼睑下垂

（b）术前闭眼时外观。全切开法的瘢痕上方出现重睑线

（c）松解眼轮匝肌和腱膜的粘连，内侧提肌腱膜前徙术联合重睑线上提固定术后即刻

（d）术后4个月

图3-1-6　案例3：陈旧性案例

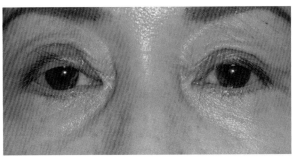
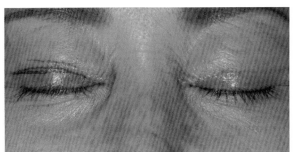
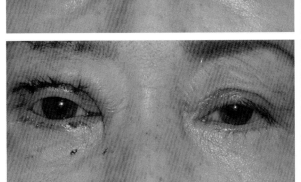
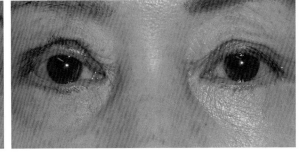

（a）切开重睑术后4个月。右侧出现设计外重睑线，重睑较宽

（b）术前闭眼时外观。切开瘢痕的上方有设计外重睑线。由于右侧瘢痕的位置（重睑线的高度）比左侧高1mm，所以切除1mm的皮肤

（c）皮肤切除、粘连松解和重睑线上提术后即刻

（d）术后2个月

图3-1-7　案例4：陈旧性案例

● 本术式的优缺点、术后注意事项和预后

● 由于重睑线的上提可能造成眼睑闭合不全，可在睡眠时使用眼膏。在最初的3天左右，由于眼睑闭合不全会有强烈的不适感，待肿胀减轻、眉毛下降、缝线松弛后，闭眼逐渐变得容易。

● 如果缝线上提固定不确切时，设计外重睑线修复不完全。

● 如果1周后拆除上提固定时设计外重睑线复发，可进行再次修复。如果术后1周内进行上提，可以有效地纠正设计外重睑线。如果超过术后2周，则仅采用上提很难纠正设计外重睑线。

2 窄重睑增宽

埋线重睑术和切开重睑术后，重睑宽度都可以增大。眉毛位置低的患者适合进行前额上提术。

埋线法

将泪道探钩置于已经存在的重睑线上方并嘱患者睁眼，确认可以得到的重睑宽度。标记令患者满意的重睑线，沿标记线进行埋线重睑术。为使内侧和外侧的重睑反折清晰，最好进行2针固定法埋线重睑术。对于之前接受过埋线重睑术的患者，无须拆除之前的埋线。

● 本术式的优缺点、术后注意事项和预后

通过埋线重睑术做出的较宽的重睑线，必须对上睑上方臃肿的皮肤进行处理，否则重睑线容易消失。

> （＾-＾）臃肿皮肤折叠形成的重睑线，会给人一种不自然的感觉。

切开法

● 适用于前次手术所形成的重睑线高度过低（距离睫毛缘5mm以内，图3-2-1），向眉毛侧牵拉皮肤时，睫毛缘至重睑线区皮肤量不足，睫毛缘至重睑线的距离不足8mm者。

无须考虑之前形成的重睑线，于距离睫毛缘8mm处设计新的重睑线。将探钩置于设计线处确认重睑宽度。如果此时重睑宽度仍然较窄，可切除设计线上方的皮肤。皮肤的切除量与切开法重睑相同，用探钩进行模拟确定。

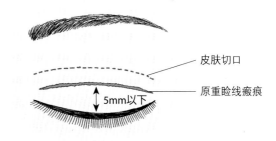

皮肤切口
原重睑线瘢痕
5mm以下

图3-2-1　重睑线距离睫毛缘不足5mm、皮肤量不足的案例

在新的高度重新设计重睑线切口

■手术方法　　　切除多余的皮肤和眼轮匝肌。从切口睫毛侧的皮瓣处，切除切口处的眼轮匝肌（图3-2-2a）。

无须剥离至前次手术瘢痕下方（睫毛侧）。向眉毛侧牵拉切口眉毛侧皮瓣，沿眼轮匝肌深面进行剥离，确认覆盖眶隔或眶隔脂肪的瘢痕组织，横向切开瘢痕组织并显露眶隔脂肪（图3-2-2b）。

向头侧牵拉眶隔脂肪，显露提肌腱膜。将皮肤创缘缝合固定于提肌腱膜上（图3-2-2c）

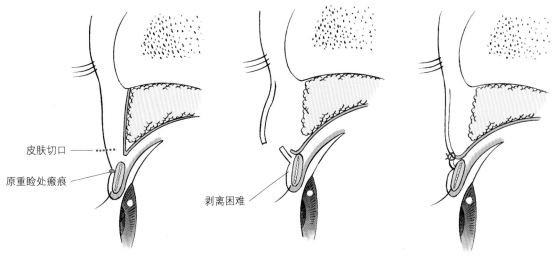

皮肤切口 ——

原重睑处瘢痕 ——

剥离困难

（a）重新做一个切口　　　　　（b）无须剥离睫毛侧皮瓣　　　　（c）将切开后的创缘（新重睑线）固定于提肌腱膜上

图3-2-2　手术方法

案例展示见图3-2-3。

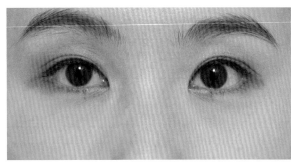

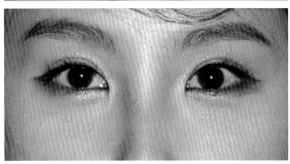

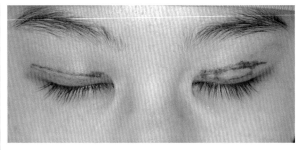

a	b
c	

（a）术前

（b）重睑线距离睫毛缘5mm，皮肤量不足。于距离睫毛缘8mm处设计切口

（c）术后2个月

图3-2-3　案例1

●适用于前次手术所形成的重睑线高度过低（距离睫毛缘5mm以内，图3-2-4），但向眉毛侧牵拉皮肤时，睫毛缘距离重睑线8mm以上者。

于前次手术做出的重睑线处设计切口。重睑线固定时，固定于较上次手术更高的位置（眉毛侧）。

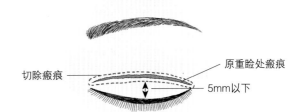

切除瘢痕 —— 原重睑处瘢痕

—— 5mm以下

图3-2-4 重睑线距离睫毛缘不足5mm，皮肤量充足的案例

切开瘢痕区

■手术方法 切口下方（睫毛侧）皮瓣因瘢痕而与提肌腱膜断端和睑板粘连。切除阻碍皮瓣上提的瘢痕，将皮瓣从睑板上剥离（图3-2-5a、b）。

松解上方（眉毛侧）皮瓣和提肌腱膜之间的粘连。将皮肤创缘固定于腱膜上，固定位置高于重睑线，同时注意不要使睫毛外翻（图3-2-5c）。

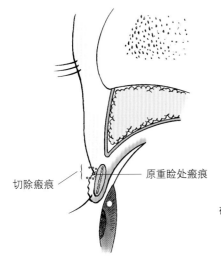

切除瘢痕 —— 原重睑处瘢痕

（a）切除瘢痕

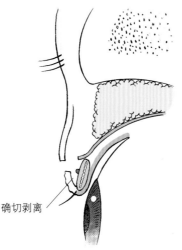

确切剥离

（b）将睫毛缘侧皮肤从睑板上剥离

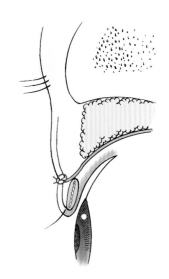

（c）牵拉睫毛缘侧皮瓣并将其固定在腱膜处，固定位置高于术前

图3-2-5 手术方法

●适用于前次手术所形成的重睑线与睫毛缘间距离大于5mm者（图3-2-6）。

切口与前次手术形成的重睑线一致。重睑线高度不变，切除切口上方多余的皮肤。

确定皮肤切除量的方法与切开法重睑相同，均使用泪道探钩模拟确定。

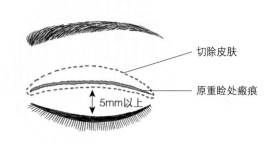

切除皮肤

原重睑处瘢痕

5mm以上

图3-2-6　重睑线与睫毛缘间的距离大于5mm的案例
切除重睑线上缘的皮肤

▊手术方法　　切除多余的皮肤和眼轮匝肌（图3-2-7a、b）。

无须松解睫毛缘侧皮瓣与提肌腱膜或睑板的粘连，缝合皮肤（图3-2-7c）。

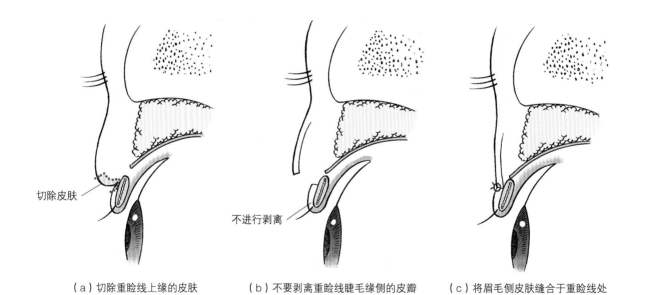

切除皮肤

不进行剥离

（a）切除重睑线上缘的皮肤　　（b）不要剥离重睑线睫毛缘侧的皮瓣　　（c）将眉毛侧皮肤缝合于重睑线处
图3-2-7　手术方法

当睫毛侧皮瓣的切口上缘与提肌腱膜或睑板间粘连较轻时，如果直接缝合皮肤，重睑线反折可能不深。这一点在重睑线外侧尤为明显。在这种情况下可以将皮肤缝合固定于提肌腱膜上。

案例展示见图3-2-8、图3-2-9。

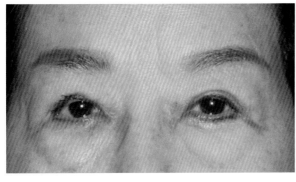

（a）既往行提肌腱膜前徙术。嘱患者闭眼牵拉皮肤进行
　　测量，重睑线距离睫毛缘7mm。切除重睑线上方
　　6mm宽的皮肤

（b）术后3个月

图3-2-8　案例2：与睫毛缘距离大于5mm

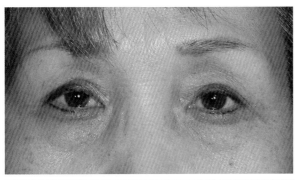

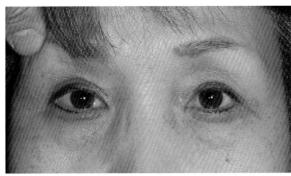

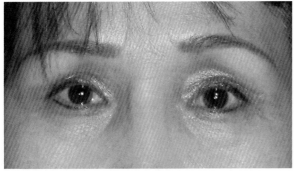

a	b
c	

（a、b）切除皮肤的全切开法重睑术后5个月。患者希望重
　　　　睑更宽

（c）术后3个月。重睑线距离睫毛缘8mm，切除重睑线
　　　上方5mm宽的皮肤

图3-2-9　案例3：与睫毛缘距离大于5mm

● 本术式的优缺点、术后注意事项和预后

● 重睑幅度变宽后可能发生睁眼不良。

● 内双的患者进行上睑皮肤切除术后会发生眉毛下降的情况。对于已经是重睑的患者，切除上睑皮肤后眉毛会进一步下降。对于眉毛位置较低者（正面观瞳孔与眉毛上缘距离小于25mm），最好采用前额上提术上提眉毛以增大重睑宽度，效果较好。

3 宽幅重睑缩窄

对于之前接受过埋线法的患者，拆除固定埋线后，重睑线大多消失。

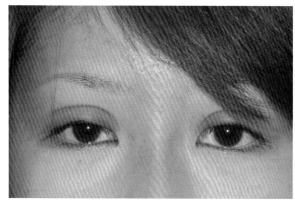

（a）埋线法形成的重睑过宽

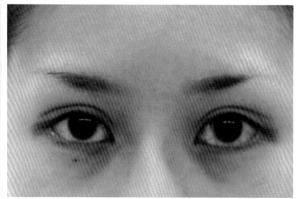

（b）拆除重睑线最高处的埋线后

图3-3-1 案例1

即使做出的重睑线没有完全消失，反折也会变浅。重睑线消失后，如果患者希望在较低位置做出重睑线，仍可以采用埋线法（图3-3-1）。

切开法重睑术后如果想缩窄重睑宽度，增大睁眼幅度，可以通过缩小睫毛缘到重睑线间距离而实现。有许多患者在切开重睑术后，睁眼幅度较术前减小的患者也很多。特别是重睑线固定位置过高的患者，易发生睁眼受限。上睑睫毛缘覆盖角膜上缘3mm以上者为上睑下垂，需要进行提肌腱膜前徙术。

对于重睑线较低者，可切除重睑线下方（睫毛侧）的皮肤。但是对于重睑线与眉毛下缘距离小于15mm者，不建议切除皮肤，而是重新设计1条重睑线。

●适用于重睑线距眉毛下缘距离大于15mm者（图3-3-2）。

嘱患者闭眼，向上牵拉皮肤，在距离睫毛缘6mm（窄重睑）和8mm（标准重睑）处画线。切除标记线和前次手术形成的重睑线（瘢痕）之间的皮肤。

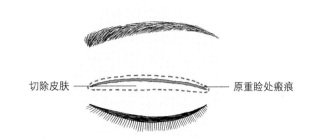

切除皮肤 —— 原重睑处瘢痕

图3-3-2　重睑线距眉毛下缘距离大于15mm者

切除重睑线下缘的皮肤

手术方法　切除新设计的重睑线和前次手术所形成的重睑线之间的皮肤（图3-3-3a）。

睫毛侧皮肤因存在瘢痕组织而与腱膜和睑板粘连，对此无须进行剥离。松解眉毛侧皮瓣与提肌腱膜之间的粘连（图3-3-3b）。

此时需小心切开瘢痕组织，避免损伤提肌腱膜。寻找眶隔脂肪，上提眉毛侧皮瓣以显露眶隔脂肪。即使前次手术已经切除了眶隔脂肪，但多数患者在外侧仍有脂肪残留。将眉毛侧皮瓣与睫毛侧皮瓣相缝合，缝合线即是新的重睑线（图3-3-3c）。

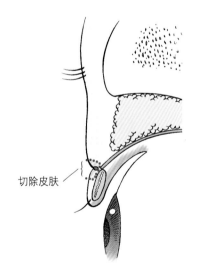
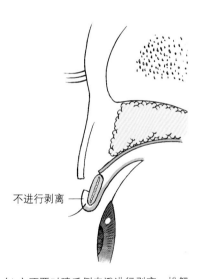
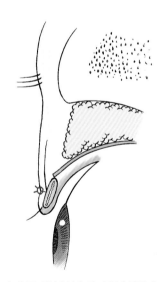

切除皮肤

不进行剥离

（a）切除重睑线下缘的皮肤　　（b）不要对睫毛侧皮瓣进行剥离，松解　　（c）将眉毛侧皮瓣与睫毛侧皮瓣缝合
　　　　　　　　　　　　　　　　　　眉毛侧皮瓣和腱膜间的粘连

图3-3-3　手术方法

对于需进行提肌腱膜前徙术的患者，将眉毛侧皮瓣从提肌腱膜上剥离，上提粘连于睑板的睫毛侧皮肤，显露睑板，将提肌腱膜前徙并固定于睑板处。将重睑线固定于睑板或腱膜断端处，固定位置低于术前位置。

案例展示见图3-3-4、图3-3-5。

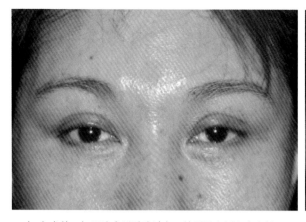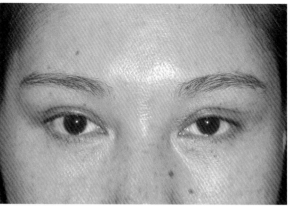

（a）术前。切开法术后重睑过宽，特别是内侧和中央处　　（b）术后。切除重睑线下缘的皮肤，重睑宽度变窄

图3-3-4　案例2

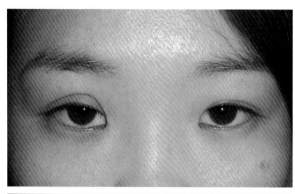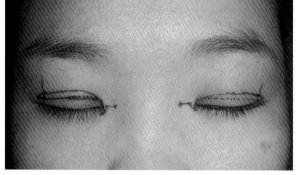

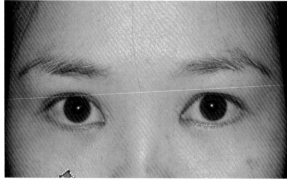

a	b
c	

（a）曾行切开重睑术。双侧都有中度的上睑下垂。右侧重睑
　　宽，外观不自然

（b）在距离睫毛缘7mm处设计重睑线，切除其与原重睑线
　　间的皮肤。同时行提肌腱膜前徙术和内眦切开术

（c）修复后1年

图3-3-5　案例3

● 适用于重睑线距眉毛下缘距离小于15mm者（图3-3-6）。

嘱患者闭眼，向上牵拉皮肤，在距离睫毛缘6mm（窄重睑）和8mm（标准重睑）处画线。无须切除皮肤。

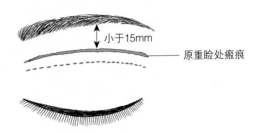

图3-3-6 重睑线距眉毛下缘距离小于15mm者

由于上睑皮肤量并不充足，不切除皮肤而在重睑线睫毛侧做切口

■手术方法 对于重睑线距眉毛下缘小于15mm者，在重睑线睫毛侧，而不是在重睑线瘢痕处设计新重睑线切口（图3-3-7a）。

不松解睫毛侧皮瓣和睑板之间的粘连，从睑板和腱膜上剥离眉毛侧皮瓣。由于原重睑处瘢痕区深面粘连严重，需仔细剥离皮肤，注意不要损伤提肌腱膜（图3-3-7b）。

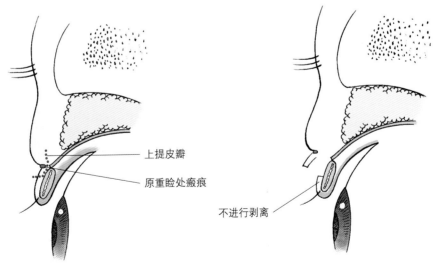

（a）在重睑线睫毛缘侧做切口　（b）将包含重睑线瘢痕在内的切口眉毛侧皮瓣从睑板和腱膜上剥离

将眉毛侧皮瓣与睫毛侧皮瓣缝合，缝合线即为新重睑线（图3-3-7c）。

为了防止原重睑线变成设计外重睑线，需将新重睑线向眉毛侧上提（图3-3-7d）。

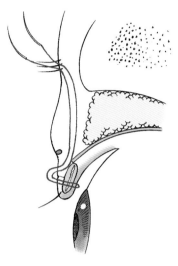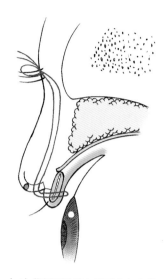

（c）将眉毛侧皮瓣和睫毛侧皮瓣缝合。由于原重睑线处皮肤更容易发生折叠，因此需要防止形成设计外重睑线

（d）将新重睑线向眉毛方向上提

图3-3-7　手术方法

●本术式的优缺点、术后注意事项和预后

- 如果松解了睫毛侧皮肤与睑板之间的粘连，在固定重睑线时，有发生睫毛侧皮肤固定位置过高的风险，所以不要对睫毛侧皮肤与睑板之间的粘连进行松解。

- 对于睫毛缘至眉毛处皮肤量不充足的患者，如果进行了皮肤切除，则不仅重睑宽度变窄，还可能因皮肤量不足而导致眼睑闭合不全。

4 重睑宽度两侧不一致

重睑宽度是由重睑线到睫毛缘的距离、重睑线到眉毛侧的皮肤量、眉毛的高度和睁眼幅度等因素所决定的。因此需要判断是以上哪种因素导致两侧重睑宽度产生差异。

由于重睑线高度（重睑线与睫毛缘间的距离）的原因导致两侧重睑宽度不一致最为常见。在这种情况下进行修复手术，需要确定要对哪一侧重睑进行修复（将低处变高还是将高处变低）。降低重睑线，需切除重睑线睫毛侧皮肤（见第3章第3节）。提高重睑线，需提高重睑线的固定位置（见第3章第2节）。

在重睑线高度没有左右差异时，为了将较窄侧重睑变宽需切除重睑线眉毛侧的皮肤。为使两侧重睑宽度保持一致，重睑线上方的皮肤切除量等同于眉毛上提量。

左右两侧存在睁眼幅度差异时，可对睁眼幅度小的一侧行提肌腱膜前徙术。通过手术调节眉毛的高度较为困难。

开扇型重睑内侧重睑不可见，中央至外侧重睑可见。如果提高重睑线的位置，或切除重睑线上方（眉毛侧）的皮肤，使得重睑线整体变宽，则可以见到被隐藏的内侧重睑。其结果是，重睑整体变宽，内侧重睑可见，外侧重睑会变宽。

内侧重睑较中央和外侧窄，这是由于内侧重睑线的高度比外眦侧重睑线的高度低，或者内眦赘皮导致重睑被遮盖所造成的。因此如果想将开扇型重睑变为平行型重睑，可以提高内侧重睑线的高度、进行内眦切开或联合应用2种方法。选择哪种方法应综合考虑内眦赘皮的程度、内眦角之间的距离和重睑宽度等因素。

手术时需注意，不改变外侧的重睑宽度，仅仅加宽内侧重睑，使中央向内侧的重睑线平行于睫毛缘，也就是使内侧和中央的重睑线高度一致。内侧重睑线加高后，被遮盖的内侧重睑可以显现。对于内眦赘皮发达的患者，在内眦赘皮处，有由内眦角向重睑方向走行的皱襞。为了消除这条皱襞，需要联合应用内眦成形术。

设 计　　不加宽外侧重睑仅加宽内侧重睑时，外侧至中央的重睑线保持不变，中央至内侧的重睑线走行方向由原来的向内侧降低改为与睫毛缘平行（图3-5-1）。

将探钩置于设计线的内侧至中央区进行重睑的模拟。如果设计线沿内眦赘皮走行，需联合进行内眦成形术。

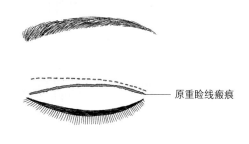

————原重睑线瘢痕

图3-5-1　平行型重睑的设计

将内侧的重睑线设计成与睫毛缘平行

手术方法　　由中央向内侧切开平行于睫毛缘设计的重睑线。切开眶隔，向上挤压并适度去除内侧的眶隔脂肪，显露提肌腱膜。将皮肤创缘缝合固定于提肌腱膜上。需要进行内眦成形术时，采用Z成形术进行内眦切开成形。

案例展示见图3-5-2、图3-5-3。

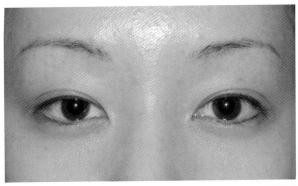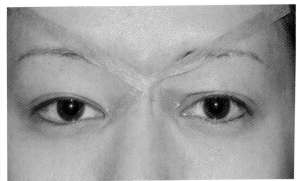

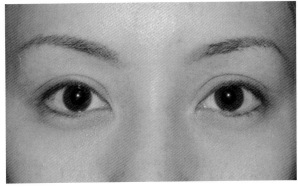

a	b
c	

（a）术前。患者希望将开扇型重睑变为平行型重睑

（b）如果不改变重睑仅进行内眦成形，重睑整体变窄，眼神变得严厉

（c）不切开内眦，平行于睫毛缘设计内侧的重睑线，切除内侧2mm皮肤，同时联合进行提肌腱膜前徙术，术后6个月

图3-5-2 案例1

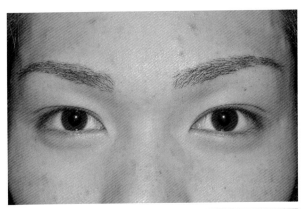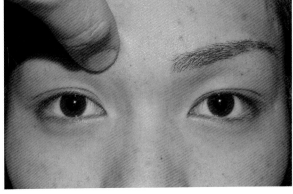

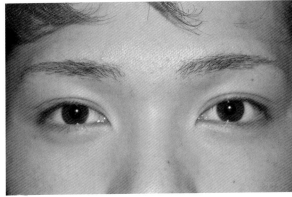

a	b
c	

（a）既往曾行埋线重睑术

（b）患者要求进一步扩大内侧重睑

（c）平行于睫毛缘设计重睑线，全切开重睑术后4个月

图3-5-3 案例2

●本术式的优缺点、术后注意事项和预后

◉ 根据患者的要求，提高内侧重睑线的位置，做出平行型重睑后，许多患者由于朋友和家人觉得不自然，自己也觉得外观不适合自己而后悔。比较明智的做法是先采用埋线法提高内侧重睑线的位置，如果患者对效果满意，之后择期再行切开手术。

6 平行型重睑改为开扇型重睑

对于想将平行型重睑改为开扇型重睑的患者，可行修复术。

■ **设 计**　对于有内眦赘皮残留的患者，内侧重睑线的高度应低于内眦赘皮。由外侧斜向内眦赘皮处设计新的重睑线（图3-6-1）。

对于没有内眦赘皮的患者，需要应用手术方法形成内眦赘皮（见第3章第11节）。

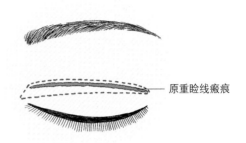

———— 原重睑线瘢痕

图3-6-1　设计内侧低的重睑线
切除重睑线睫毛侧的皮肤

■ **手术方法**　切除新设计的重睑线与原重睑线之间的皮肤（图3-6-2）。与降低重睑线高度一样，无须剥离切口睫毛侧皮瓣。充分松解提肌腱膜和眉毛侧皮瓣之间的粘连，将眉毛侧的皮肤与睫毛侧的皮肤进行缝合。

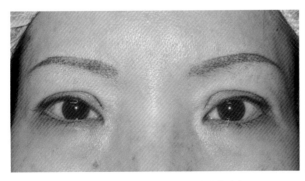

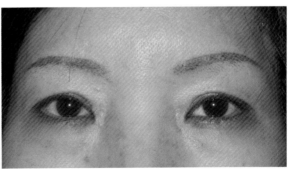

（a）术前患者自觉为平行型重睑，内侧重睑过宽　　　（b）以内侧为中心切除重睑线下缘3mm宽的皮肤

图3-6-2　案例

● **本术式的优缺点、术后注意事项和预后**

● 将平行型重睑改为开扇型重睑并不容易，即使进行修复也可能形成不自然的线条。对于强行使用切开法做平行型重睑的患者，更应慎重。

7 切开重睑术后上睑下垂

■病　因　行切开重睑术时切除了睑板前组织，破坏了睑板和提肌腱膜的连续性，破坏了睑板和提肌腱膜之间的联动；术后的瘢痕增加了睁眼的阻力；重睑线固定位置过高，睁眼时眉毛侧的皮肤被拉向眶隔后方，阻碍了睁眼运动。

■设　计　如果睫毛缘和重睑线之间的距离在8mm以上，于距离睫毛缘8mm处设计重睑线。

■手术方法　**1. 切开皮肤**

切除新设计重睑线（距离睫毛缘8mm处的重睑线）与原重睑线之间的皮肤。无须切除皮肤时，沿重睑线的瘢痕处切开。

2. 显露睑板上缘

切除重睑线处皮下的瘢痕组织，显露睑板的上半部分。

3. 分离眉毛侧的皮瓣

在重睑线处，眉毛侧皮瓣与睑板和提肌腱膜相粘连，向上牵拉眉毛侧的皮肤，同时将皮肤和眼轮匝肌从瘢痕上剥离。

4. 显露提肌腱膜

显露提肌腱膜，找到覆盖提肌腱膜的眶隔脂肪。即使前次切开重睑术中对眶隔脂肪进行了切除，大多数患者也可于外侧找到眶隔脂肪。眶隔脂肪前有眶隔或瘢痕组织膜存在。切开瘢痕组织膜可改善提肌腱膜的运动。在前次手术切除了大量眶隔脂肪时，瘢痕组织膜和提肌腱膜间脂肪组织阙如，仅有疏松结缔组织存在，切开瘢痕组织膜时应小心，不要切开其正下方的提肌腱膜（图3-7-1）。

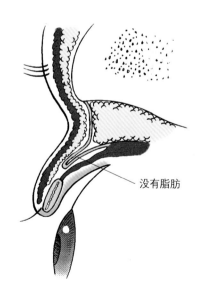

没有脂肪

图3-7-1　已切除眶隔脂肪的眼睑
眶隔脂肪少的患者，眶隔与提肌腱膜相邻

5. 松解睑板和提肌腱膜之间的粘连

睑板与提肌腱膜之间因瘢痕而粘连，提肌腱膜无法向下滑动时，切除瘢痕组织则提肌腱膜可进行前徙。

6. 提肌腱膜前徙固定

与上睑下垂手术（图3-7-2）相同，根据上睑提肌腱膜移行处与睑板上缘的位置关系进行提肌腱膜的固定。

7. 缝合重睑线

将腱膜断端固定于皮肤上，进行缝合形成重睑线。

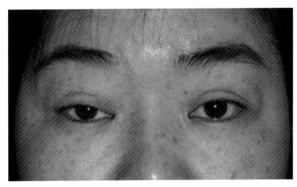 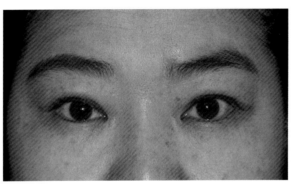

（a）既往行切开重睑术。右侧中度上睑下垂，左侧轻度   （b）在距离睫毛缘7mm处设计重睑线，切除其与原重睑
    上睑下垂。两侧重睑均过宽   线之间的皮肤。联合提肌腱膜前徙术后3个月

图3-7-2 切开重睑术后上睑下垂

● **本术式的优缺点、术后注意事项和预后**

● 虽与上睑下垂的提肌腱膜前徙术相同，但本手术是2次修复术，需要在瘢痕中寻找各种组织。嘱患者反复睁眼闭眼，仔细切开组织，注意避免造成新的损伤。

■ **设　计**　　需要确定要对睁眼幅度大的一侧进行调整，还是对睁眼幅度小的一侧进行调整（图3-8-1）。许多患者表现为一侧可见上睑巩膜，对侧的角膜上缘被睫毛缘所遮盖。由于眼轮匝肌收缩的支配是双侧性的，所以左右侧一般进行同等程度的收缩。睁眼不良侧上睑提肌收缩增强，进行睁眼时，对侧的上睑提肌收缩也增强。如果调整了睁眼不良侧的上睑下垂，则上睑提肌无须进行强力收缩。术后对侧的上睑提肌收缩也同样变弱。最后上睑提肌收缩较术前变弱，睁眼不良侧的睁眼幅度增加，对侧的睁眼幅度减小。此现象称为"红鲱鱼现象"。虽然有意识地使上睑提肌过度收缩，两侧的上睑巩膜也可以露出，但是无意识时露出上睑巩膜的机会很少。因此，调整双侧睁眼幅度差异时，增加睁眼不良侧的睁眼幅度是较好的选择。

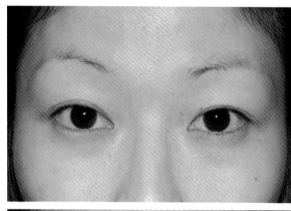
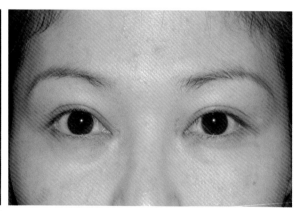
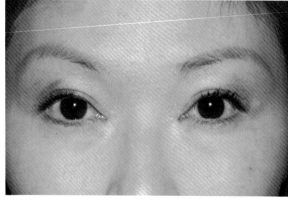

a	b
c	

（a）术前。在距离睫毛缘10mm处设计重睑线，预计切除5mm宽的皮肤，并行提肌腱膜前徙术

（b）提肌腱膜前徙术联合内眦切开术后3个月。右侧的睁眼幅度大于左侧

（c）左侧追加3mm的提肌腱膜前徙术后3个月

图3-8-1　提肌腱膜前徙术后睁眼幅度左右存在差异

　　如果追加腱膜前徙术后睁眼幅度并未增加，可以减少对侧的前徙量，缩小对侧的睁眼幅度。

　　皮肤切口可与前次手术的重睑线重合。但是如果重睑线存在左右高度差时，可考虑切除皮肤使两侧重睑线高度相同。

麻　醉　　使用含1∶10万肾上腺素的1%利多卡因溶液，对重睑线周围进行皮下浸润麻醉。对于2次手术的患者，由于眶隔已被破坏，局部麻醉药容易浸润至眶隔后区域，麻醉药效果波及提肌腱膜，术中睁眼幅度易变小。因此术中应尽可能少地注入麻醉药（单侧1mL）。另外，在未进行修复术的对侧也要注射麻醉药。目的不仅是为了使两侧利多卡因的效果相同，还为了使肾上腺素的效果相同（交感神经刺激导致苗勒肌收缩）。

手术方法　　切开重睑线，将眉毛侧和睫毛侧的皮瓣从重睑线的瘢痕上剥离。寻找眶隔脂肪，确认上睑提肌腱膜。确认提肌腱膜和睑板的固定缝线并拆除。

> （^–^）患者如果曾接受过上睑下垂修复，需要注意上睑下垂修复术有多种术式。有不进行提肌腱膜前徙的情况，如果行苗勒肌短缩术则腱膜上见不到缝线。
>
> （*–*）在术中可见腱膜前徙固定时的缝线，大多脱离了睑板。

　　如果腱膜和睑板之间无粘连，增加腱膜的前徙量并将其固定于睑板上。如果睑板粘连于腱膜上，导致腱膜无法向睑板下方移动时，切除腱膜和睑板间的瘢痕组织，恢复腱膜的移动性，前徙腱膜。决定前徙的追加量时，可大致按照3mm前徙量可增加1mm睁眼幅度来进行设计，也可在术中请患者坐起确认，适度调节前徙量使左右眼差异消失。将皮肤缘缝合固定于腱膜断端，形成新的重睑线。

9 上睑下垂术后睑裂不平衡

进行上睑下垂矫正术时，增加内侧睁眼幅度比增大外侧睁眼幅度困难，因此许多患者是双侧性的内侧睁眼幅度不足。对于这样的患者，两侧都要进行修复手术（图3-9-1）。

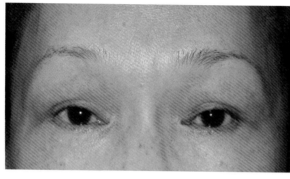 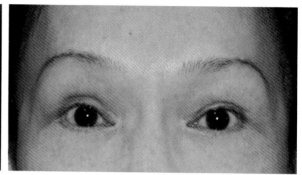

（a）既往曾接受经皮肤入路上睑下垂矫正术。自觉内侧重睑过宽，内侧睑裂存在上提不充分

（b）在内侧重睑线下切除2mm皮肤，在内侧和中央行提肌腱膜前徙术后5个月

图3-9-1　案例1：双侧性内侧睁眼幅度不足的案例

外侧睁眼不足的案例虽然较内侧少见，但患者同样会对睁眼力量不足而表示不满。对于左右两侧眼睑形态有差异的患者（图3-9-2），选择对哪一侧进行修复时应优先考虑患者的要求。

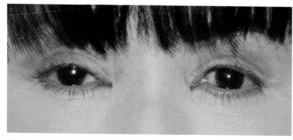 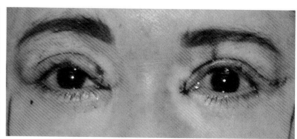

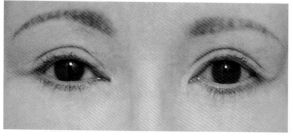

a	b
c	

（a）既往曾接受经皮肤入路上睑下垂矫正术。左侧眼睑内侧的睁眼幅度最大。右侧睑裂的最高点位于中央，但整体的睁眼幅度较左侧小

（b）术中照片。两侧均行提肌腱膜前徙术

（c）术后1年。两侧的睑裂形状和大小相同，两侧眉毛高度的差异无变化

图3-9-2　案例2：左右两侧眼睑形态有差异的案例

■设　计　沿前次手术的重睑线设计皮肤切开线。

■麻　醉　在重睑线周围的皮下层，少量注射含1∶10万肾上腺素的1%利多卡因溶液（单侧 1mL）。

■手术方法　切开重睑线，将睫毛侧和眉毛侧的皮肤从瘢痕上剥离。显露提肌腱膜。

> （＾-＾）即使能够发现固定前徙腱膜的缝线，缝线也大多脱离了睑板。

　　对需要增加睁眼力量的部位（内侧居多）增加前徙量，并进行临时固定。一定要请患者坐起以确认睑裂的形状。

　　充分扩大内侧睑裂后，会产生中央区睁眼幅度不足的感觉，在中央区也需追加前徙量。

　　在某些情况下，如果内侧存在上提不良的情况，即使追加内侧的前徙量也可能无法改善睁眼幅度。在这种情况下，可以减少外侧的前徙量以调整睑裂的形状。

●本术式的优缺点、术后注意事项和预后

　　● 对于睑裂幅度本来就窄的患者，过度睁眼往往会造成睑裂内侧的狭窄，想要扩大内侧睑裂十分困难。在这种情况下，虽然很遗憾但只能缩小睁眼幅度。

10 残留内眦赘皮的修复

对于尽管接受了Z成形术、W成形术或其他的内眦角切开方法，但内眦赘皮改善不充分，术后产生蹼状瘢痕、泪阜暴露不充分的患者，需再次进行内眦切开。

（ˆ‿ˆ）使用以内田法为代表的W成形术进行内眦角切开，切除的三角形皮肤的水平方向的长度短，或者内眦赘皮向泪阜方向的内侧切开短，术后于中央区形成直线型的瘢痕，易形成蹼状。

■设　计　　　不考虑前次手术产生的瘢痕组织，根据现存的内眦赘皮设计Z成形术。设计方法同内眦角切开Z成形术。

■麻　醉　　　在Z成形设计处，沿皮下少量注射含1∶10万肾上腺素的1%利多卡因溶液（单侧0.5 ~ 1.0mL）。

■手术方法　　　同内眦角切开Z成形术。不考虑前次手术的瘢痕，按Z成形设计切开皮肤（图3-10-1a）。

用眼科剪切断皮下瘢痕。对于第1次进行手术的患者，此时将2个皮瓣自然交叉，对于2次手术的患者，皮肤瘢痕质地较硬，皮瓣无法自然交叉（图3-10-1b）。

与首次进行Z成形术相同，交叉皮瓣并缝合（图3-10-1c）。

●本术式的优缺点、术后注意事项和预后

● 上述的内眦角2次切开手术的目的在于对泪阜暴露不充分的患者进行进一步的泪阜显露。本手术会将开扇型重睑变为平行型重睑，但对于重睑宽度较小的患者，仅依靠本手术无法变为平行型重睑。为做成平行型重睑，需于高处设计重睑线，切除多余皮肤。

● 在前次手术瘢痕外增加皮肤切口，会增加创伤瘢痕。但Z成形术可减少纵向的张力，术前存在的肥厚性瘢痕术后可减轻。瘢痕数量增加但变得不明显。

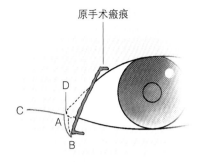

原手术瘢痕

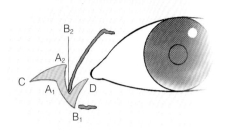

（a）不考虑瘢痕，设计Z成形术

（b）对于有瘢痕的患者，即使进行了Z成形切开，2个皮瓣也不会自然交叉

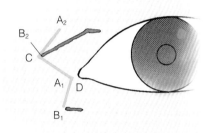

（c）交叉皮瓣并缝合

图3-10-1　针对由于之前的内眦切开瘢痕造成的内眦赘皮进行内眦切开

案例展示见图3-10-2。

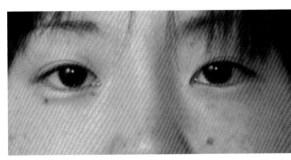

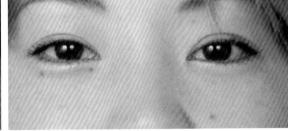

（a）术前。内眦角切开术后，残留内眦赘皮

（b）再次行内眦角切开Z成形术

图3-10-2　对残留的内眦赘皮进行修复的案例

对于接受了内眦角切开完全露出泪阜的患者，如果希望用内眦赘皮将泪阜遮盖，可以通过手术形成内眦赘皮。

■设　计　采用反向Z成形内眦角切开术，可形成内眦赘皮。

对于曾接受Z成形术或W成形术内眦角切开的患者，有从泪阜向内上方延伸后转折向外上方的V字形瘢痕。设计泪阜为A点，鼻翼方向V字的顶点为B点，B点外上方处为C点，使A–B=B–C。从A点向下方做延长切开线A–D，使A–D的长度等于A–B，D点位置在术中确定（图3-11-1）。

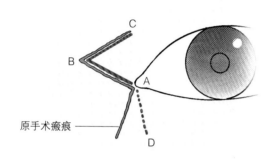

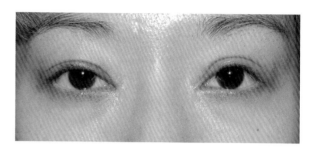

（a）沿前次手术的三角形瘢痕设计切开线A–B–C，术中确定D点

（b）既往行上睑下垂矫正术联合内眦切开术。不知道前次手术采用的是W成形还是Z成形，但眼睑内侧有三角形瘢痕存在

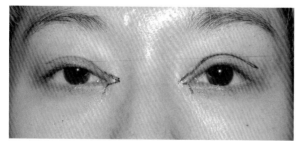

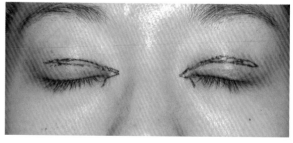

（c）按照三角形瘢痕设计三角皮瓣（A–B–C）。画出切开线A–D，D点位置需在术中确定

（d）拟行内眦赘皮成形术，同时为了缩小重睑宽度需切除皮肤

图3-11-1　内眦赘皮成形的设计

在前次手术既不是Z成形也不是W成形者，不存在V字形（A–B–C）瘢痕的患者，设计时A–B=B–C=5mm，角A–B–C成60°。

麻　醉　　在Z成形设计切口皮下少量注射含1∶10万肾上腺素的1%利多卡因溶液（单侧0.5～1.0mL）。

手术方法　**1. 上提三角皮瓣A–B–C**

用11号手术刀切开A–B和B–C。眼科剪切开皮下瘢痕，上提皮瓣A–B–C（图3-11-2）。

尽可能切除皮瓣A–B–C的皮下瘢痕，修薄皮瓣。

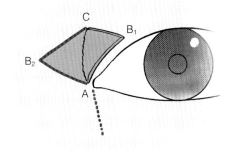

图3-11-2

上提皮瓣A–B–C

2. 关闭三角皮瓣供区

将A点和C点缝合，B–A与B–C缝合（图3-11-3）。

3. 确定D点

试将皮瓣的顶点B点向下牵拉，模拟内眦赘皮形成。以泪阜正下方的位置为基准，D点的位置在其外侧，则泪阜被遮盖范围大（图3-11-4a）。反之，D点在其内侧，则泪阜被遮盖范围小（图3-11-4b）。

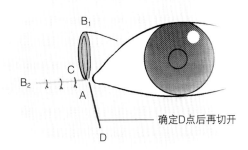

图3-11-3

关闭皮瓣上提区A–B₂–C切口，三角皮瓣A–B₁–C处形成猫耳朵

将皮瓣顶点临时缝合于下睑的皮肤，请患者坐起，确认所形成的内眦赘皮的形态。

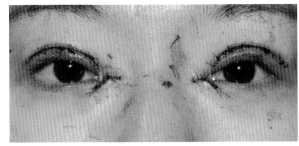

（a）D点设计在内眦角外下方

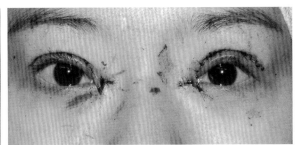

（b）右侧的D点设计在内眦角的正下方，右侧的内眦赘皮较左侧小

图3-11-4　确定D点

将皮瓣A–B₁–C的顶点临时固定于D点

4. 切开A-D, 缝合三角皮瓣

确定患者要求的D点位置, 切开A-D (图3-11-5a)。

将皮瓣的顶点B₁缝合于D点, 于形成的内眦赘皮后面缝合A-D和A-B₁。之后在内眦赘皮前缝合A-D和C-B₁ (图3-11-5b)。

案例展示见图3-11-6。

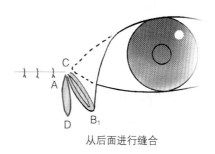
从后面进行缝合

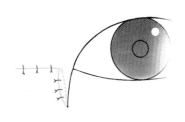

（a）将"猫耳朵"临时固定于下方, 确定D点,　（b）在"猫耳朵"前缝合切口A-D
切开A-D。在"猫耳朵"后面缝合切口A-D

图3-11-5　切开并缝合A-D

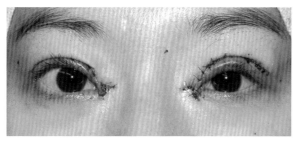
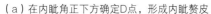
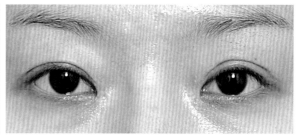

（a）在内眦角正下方确定D点, 形成内眦赘皮　（b）内眦赘皮成形术后7个月

图3-11-6　案例

● 本术式的优缺点、术后注意事项和预后

如果三角形A-B、B-C长度短, A-D的皮肤切口短, D点过于靠内侧, 则内眦赘皮形成不充分。前次手术瘢痕A-B、B-C不足5mm时, 可以不考虑前次手术的瘢痕, 设计一边长为5mm的三角形。术中临时固定B点, 通过内眦赘皮的形成状态来确定D点的位置十分重要。

12 上睑脂肪注射后形态改变

■**适应证**　　上睑脂肪注射如果局限于一个部位会发生上睑形态改变，形成肿物样结构。如果注射存活的脂肪量过多，会造成上睑整体的膨隆。粘连于腱膜的脂肪会在睁眼时向后运动，但闭眼时脂肪向下移动轮廓明显（图3-12-1）。

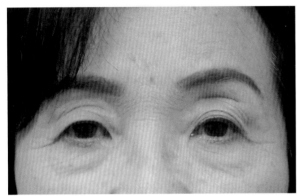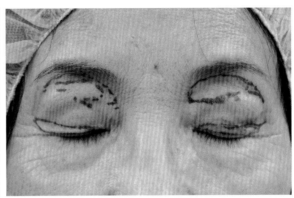

（a）案例1

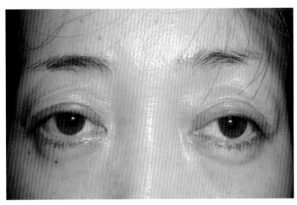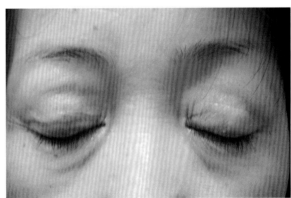

（b）案例2

图3-12-1　闭眼时明显的脂肪

　　即使于眶隔浅层进行脂肪注射，也会发生闭眼时脂肪受上睑皮肤牵拉，使肿物轮廓明显的情况。

　　对于因为注射脂肪过于局限，造成其周围出现凹陷的患者，可通过追加脂肪注射或透明质酸注射来消除凹陷；对于注入量过多产生的膨隆和肿物样结构，需去除注射的脂肪。

■**设　计**　　沿重睑线设计皮肤切口。标记睁眼时可见的注射脂肪的轮廓。

■ **麻　醉**　　采用局部麻醉。

■ **手术方法**　　虽然术前无法预知脂肪注射填充的层次，但进行上睑脂肪注射的患者，很少于皮下和眼轮匝肌内进行注射，大多于眼轮匝肌深层的眶隔前脂肪和眶隔后脂肪内进行注射。切开重睑线，沿眼轮匝肌下剥离眉毛侧的皮瓣，显露眶隔，确认眶隔前组织。切开眶隔，在眶隔脂肪内和提肌腱膜表面寻找注射的脂肪。

　　很少将脂肪注射至皮下和眼轮匝肌内，如果将脂肪注射入此层应完全去除脂肪。于眼轮匝肌深层注射的脂肪无须完全切除，减少脂肪量使得脂肪形成的隆起平坦即可。

　　案例展示见图3-12-2、图3-12-3。

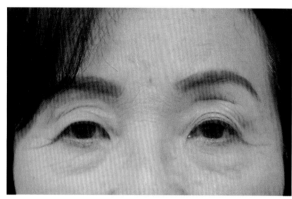
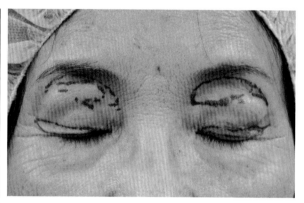
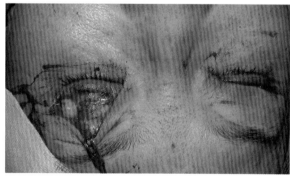

a | b
c |

（a）既往曾行上睑脂肪注射。睁眼时两侧上睑均凹陷，但左侧较深

（b）闭眼时可见注射脂肪形成的肿物样结构。标记闭眼时的凹陷区。拟行上睑多余皮肤切除联合提肌腱膜前徙术，同时进行脂肪切除和脂肪移植

（c）脂肪曾注射填充于眶隔后脂肪区

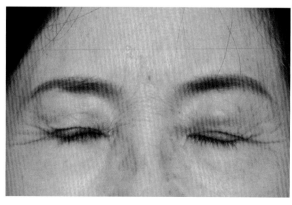
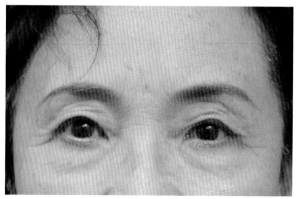

d | e　（d、e）切除眶隔后方填充注射的脂肪，于眶隔前进行块状脂肪的移植，同时行提肌腱膜前徙术。术后7个月。闭眼时，感觉左上睑中央的膨隆减轻

图3-12-2　案例1

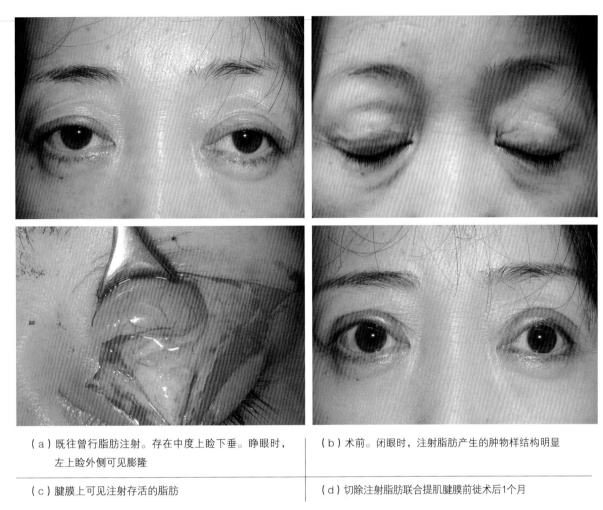

（a）既往曾行脂肪注射。存在中度上睑下垂。睁眼时，左上睑外侧可见膨隆	（b）术前。闭眼时，注射脂肪产生的肿物样结构明显
（c）腱膜上可见注射存活的脂肪	（d）切除注射脂肪联合提肌腱膜前徙术后1个月

图3-12-3　案例2

●本术式的优缺点、术后注意事项和预后

● 眶隔脂肪十分柔软且容易发生形变。注射移植的脂肪质地相对较硬。因此，闭眼时下降的脂肪轮廓明显。进行脂肪注射时应尽量靠近眶上缘。

〔^-^〕如果切除注射的脂肪，上睑的凹陷一定会复发。

〔*-*〕由于接受脂肪注射的患者大多并发上睑下垂，因此行脂肪摘除术的同时最好进行提肌腱膜前徙术。

13 眉下垂

▓适应证　　　适用于上睑下垂行提肌腱膜前徙术、重睑术（特别是伴随皮肤切除的切开法重睑术）、上睑提升术后，眉毛位置降低的患者。眉毛位置较低的面容，会给人以一种疲惫、阴沉的印象。可以采用正面观时瞳孔到眉毛上缘的距离是否小于2.5cm为标准来判断是否存在眉下垂。眉毛到眼睑的距离因人而异，个人喜好也不尽相同，术前通过上提眉毛模拟术后的容貌来进行判断十分重要。为整体上提眉毛，进行小切口的尾端提升或者进行冠状切口的前额提升均可。这2种方法都会使发际线后缩，额部变宽。

相反，采用发际线切口的前额上提术不会使额部变宽。因此对前额窄的患者可以选择前2种方法。对于额部已经很宽的患者，建议选择发际线切口。

▓手术方法　　　参考前额上提术（见第2章第16～第18节）。

14 下睑脂肪注射后形态改变

■ **适应证**　　下睑脂肪注射的目的是为了改善随年龄增长而产生的睑颊沟或过度切除眶隔脂肪产生的下睑凹陷。移植同凹陷的大小和形状一致的脂肪即可，但如果移植的脂肪局限于一处，则形成肿物样形变。在皮下和眼轮匝肌内进行的脂肪注射，注射脂肪形成的肿物轮廓特别明显。与上睑在闭眼时的形变明显相反，下睑在睁眼和闭眼时都可见肿物的轮廓。虽然术前无法判断脂肪的注射层次，但在皮下和眼轮匝肌内注射的脂肪大多轮廓明显。

■ **设　计**　　术前患者取坐位，标记移植脂肪的轮廓。之后患者取仰卧位，确认皮肤上的标记和移植脂肪的位置是否有偏差，如果有偏差则进行标记。采用睫毛下皮肤切口。

■ **麻　醉**　　采用局部麻醉。

■ **手术方法**　　在睫毛下做切口，沿下睑的皮肤和眼轮匝肌间隙进行剥离。可以看到注射填充于皮下和眼轮匝肌内的脂肪。

脂肪与周围组织粘连严重，用眼科剪进行锐性剥离。之后沿眼轮匝肌深面进行剥离，确认眶下缘的骨膜上方是否有注射的脂肪，必要时切除部分脂肪。眶隔脂肪和眼轮匝肌的处理同下睑成形术。

■ **术后护理**　　同下睑成形术。

● **本术式的优缺点、术后注意事项和预后**

● 下睑脂肪注射通常采用骨膜上深层注射，目的在于改善眶下缘周围的凹陷。在皮下和眼轮匝肌内进行脂肪注射易形成肿物样结构。在眼轮匝肌下进行脂肪注射时，如果在一点上注射大量脂肪，则脂肪轮廓明显。患者一般希望摘除脂肪注射形成的肿物样结构，但是如果单纯进行脂肪摘除，会形成与注射前一样的明显凹陷。为了使眶下缘凹陷变浅，可进行眶隔脂肪重置、中面部提升和眼轮匝肌上提，使眶下区和下眼睑的交界变得平滑，效果更为理想。

案例展示见图3-14-1、图3-14-2。

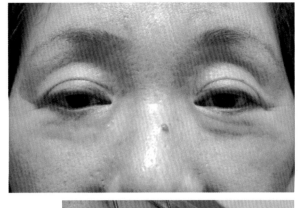
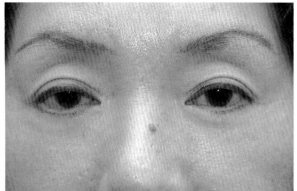
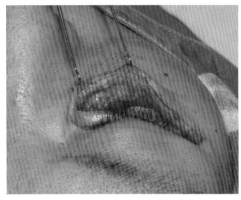
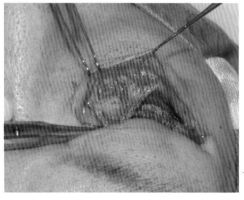

<table>
<tr><td>a</td><td>b</td></tr>
<tr><td>c</td><td>d</td></tr>
</table>

（a）下睑经结膜入路脂肪切除后发生下睑凹陷，6个月前接受下睑脂肪注射。右下睑下缘形成肿物样结构。左下睑的膨隆是眶隔脂肪产生的眼袋还是注射脂肪尚不明确

（b）去除全部注射脂肪，将剩余的眶隔脂肪移位联合眼轮匝肌上提下睑成形术后1年

（c）沿眼轮匝肌深面进行剥离，形成眼轮匝肌瓣

（d）注射在眼轮匝肌浅面（皮下）的脂肪

图3-14-1　案例1

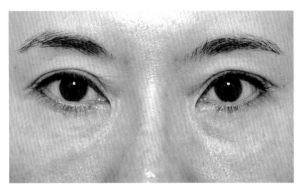
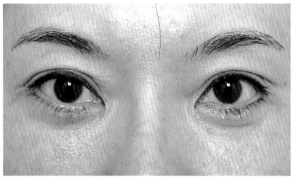

（a）为了改善泪沟而进行脂肪注射后1年。右侧可见沿泪沟区走行的脂肪膨隆，左侧膨隆走行于泪沟下方

（b）将注射于眼轮匝肌内的脂肪一同摘除。沿中面部进行剥离，将从眶下神经周围摘除的脂肪进行二次移植。同时行眶隔脂肪切除及重置术联合眼轮匝肌提升术。3个月后行透明质酸注射"卧蚕"成形术，术后2个月的外观

图3-14-2　案例2

15 手术瘢痕位置异常

■适应证　　　下睑成形术采用睫毛下切口，切口应尽量靠近睫毛缘，其术后瘢痕不明显。远离睫毛缘的瘢痕，即使瘢痕不增生也会很明显。瘢痕不仅在术后早期发红，在瘢痕稳定后，许多患者表示化妆也无法遮盖瘢痕。而且许多患者很在意左右两侧瘢痕位置的差异。

修复手术需在前次手术瘢痕的增生期后进行（一般在术后3个月以上）。

> （ˆ‿ˆ）患者不仅对瘢痕的位置不满，还会对左右两侧残留的眼袋和皮肤皱纹，以及松弛的差异不满，需同时评价有无上述情况，并同时进行修复。

■设　计　　　为了使远离睫毛缘的切口瘢痕更接近睫毛缘，可切除睫毛下缘和瘢痕之间的皮肤。但是如果切除瘢痕与睫毛下缘之间全部的皮肤有术后发生睑外翻的风险，应在术中决定皮肤的切除量。沿前次手术的瘢痕设计切开线。

■麻　醉　　　采用局部麻醉。

■手术方法　　　沿手术瘢痕进行切开。在睑板前部，保护睑板上的睑板前眼轮匝肌，沿皮下进行剥离。沿眶隔前部，在眼轮匝肌下剥离至眶下缘。为了进一步增加皮瓣的移动性，同中面部提升术一样，沿眼轮匝肌下剥离至眶下缘以下。对于确认存在眼袋和眶下缘凹陷的患者，切除眶隔脂肪，向下移动眶隔脂肪和用眶隔覆盖眶下缘。进行中面部提升、外眦固定术和眼轮匝肌的上提。切口睫毛侧的皮肤与下面的皮瓣重叠，切除多余的皮肤，关闭切口。

■术后护理　　　术后5～7天拆线。

●本术式的优缺点、术后注意事项和预后

● 下睑皮肤量不足时，如果将瘢痕的位置上移则下睑容易发生睑外翻。术前无法准确地评估皮肤的剩余量，所以需术中确定皮肤的切除量。为了尽可能多地向上移动皮肤，需沿眼轮匝肌下剥离至眶下缘下方，并进行中面部提升将眶下区的皮肤上提至下睑。如果在上述操作中增加眶隔脂肪的处理，则不仅可以改善瘢痕的位置，还可以改善眼袋和皮肤的皱纹以及松弛的情况，术后患者满意度高。

案例展示见图3-15-1。

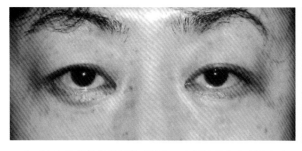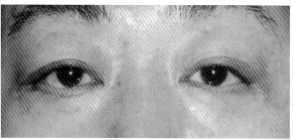

（a）5个月前曾接受下睑成形术，右侧的手术瘢痕远离睫
毛缘

（b）切除瘢痕上缘的皮肤，行眼轮匝肌提升术后5个月

图3-15-1　案例

16 下睑外翻

■适应证   下睑成形术后人们最担心发生的术后并发症是下睑外翻和下睑退缩。即使是下睑缘仍然覆盖角膜下缘的轻度外翻，也会因睑球分离而产生溢泪情况，同时还会发生球结膜干燥。下睑外翻和退缩时，下睑下缘受到向下牵拉的力量使得下睑水平方向张力增加。下睑皮肤切除过多是导致向下牵引力增加的最常见原因。另一种可能的原因是瘢痕挛缩导致眶隔缩短，发生下睑外翻和退缩。水平方向张力低也可能引起下睑外翻，其原因可能是由于随着年龄的增长外眦韧带和内眦韧带的延展性增加，或者是手术造成的眼轮匝肌麻痹。植皮术虽能补充下睑缺失的皮肤，但由于存在瘢痕和色差等问题，一般是最后考虑的修复方法，临床上尽可能不要采用植皮术进行修复。

待3个月后原手术瘢痕稳定再行修复手术更好。

■设　计   沿原手术瘢痕设计切开线。为了充分显露外眦角处的结构，向外侧延长切口线至外眦处。进行筋膜移植时，为了显露内眦韧带，于内眦角处增加皮肤切口。从泪阜内侧端的前面一点向内侧引1条5mm的水平线，向下方引1条5mm的垂线（见图2-13-8，相当于内眦角切开术中的皮肤切口C-A-B）。

■麻　醉   联合使用静脉麻醉和局部麻醉，或者使用全身麻醉。

■手术方法

松解眶隔处瘢痕

将肌皮瓣分离至眶下缘后，尝试向上牵拉下睑睫毛缘，确认下睑是否能向上延伸。下睑向上延伸受限时，切开眶隔，解除挛缩，必须对引起下睑外翻的结构进行彻底的松解。

中面部提升

尝试将肌皮瓣向上牵拉，确认其是否能到达眼球角膜下缘。如果伸展不足则扩大剥离范围至眶下缘下方，行中面部提升，将眶下区的皮肤向下睑移动，补充不足的皮肤量。

> (ˆ‑ˆ) 由于中面部提升时进行了广泛的剥离，剥离范围超过眶下缘，术后3个月由于瘢痕挛缩和眼轮匝肌的一过性麻痹会有发生下睑外翻和退缩的风险，因此，使用中面部提升修复下睑外翻有一定风险。

外眦固定术

在睑板外侧端剥离睑板前眼轮匝肌，显露睑板。用5-0尼龙线穿过睑板外侧端，将睑板外侧端缝合于眶外侧壁骨膜上并结扎。缝线的固定位置为眶外侧壁内面的骨膜，而不是眶外侧缘。

> (ˆ‑ˆ) 此方法将缝线固定于骨膜上，线的固定力较小。下睑瘢痕挛缩产生的牵引力大时，眶外侧壁的骨膜可能被撕裂，缝线滑落，导致下睑外翻和退缩复发。

为了增加外眦角处的固定力，可以不将缝线固定于骨膜上，而是直接固定于骨结构上。在眶外侧缘的骨面上，在外眦韧带水平，用骨钻钻孔。用5-0尼龙线穿过睑板上缘外侧端，再通过眶外侧壁的骨孔后结扎（图3-16-1）。

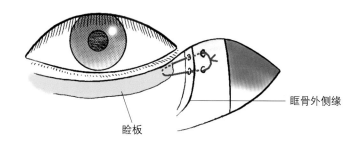

眶骨外侧缘

睑板

图3-16-1　外眦固定术中外眦与骨结构的固定方法

在与外眦角相同的高度处，于眶外侧壁用骨钻钻孔，将缝线穿过睑板外侧端固定于眶外侧壁

（ˆ–ˆ）应用此方法后眶外侧壁的缝线不会松脱，但有可能发生睑板组织撕裂，导致缝线滑脱。

案例展示见图3-16-2。

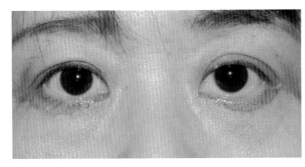 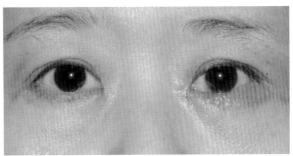

（a）既往曾行下睑成形术。两侧手术瘢痕均远离睫毛缘，左侧下睑巩膜显露明显

（b）将睑板固定于外眦角处骨面处，术后3个月

图3-16-2　案例1

筋膜移植下睑缘提升

对于虽然接受了外眦固定术，但下睑外翻还是复发的患者，可以行筋膜移植来上提下睑缘。

取宽4mm、长5mm的颞筋膜（图3-16-3a）。在下睑睫毛下做切口，在内眦角处做长约5mm的水平切口和垂直切口，显露内眦韧带。首先，将切取的筋膜一端缝合于内眦韧带上。由睫毛下缘的切口开始，沿眼轮匝肌深面，向内眦角处的切口方向做钝性分离，形成隧道，将筋膜从隧道中穿过。分别于下睑的内侧、中央、外侧和外侧末端将筋膜缝合于睑板上。在眶外侧壁的外眦水平用骨钻钻孔，将筋膜由内向外穿出（图3-16-3b、c）。

将穿出的筋膜末端向内翻转牵拉，在有张力的情况下将其缝合于筋膜本身。

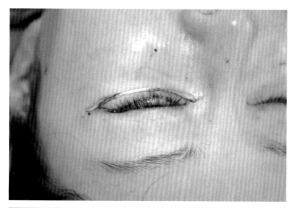

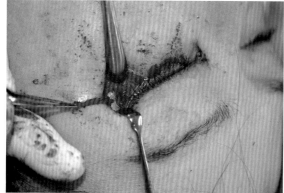

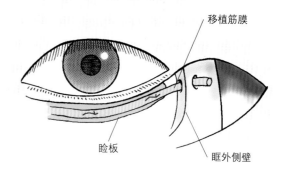

移植筋膜

睑板

眶外侧壁

a	b
c	

（a）取4mm宽的颞筋膜，移植于内眦角至外眦角处，上提下睑

（b）于眶外侧壁的外眦角水平处，用骨钻钻孔，将固定于睑板的移植筋膜末端通过该孔并固定

（c）于眶外侧壁处用骨钻钻孔，将筋膜穿过该孔

图3-16-3　手术方法

案例展示见图3-16-4。

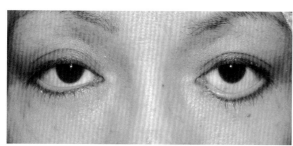

（a）下睑成形术后下睑外翻

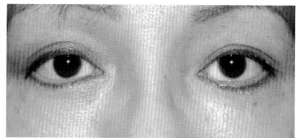

（b）左侧下睑外翻修复术后

图3-16-4　案例2

眼轮匝肌瓣上提

在外眦处形成眼轮匝肌瓣，将眼轮匝肌瓣上提固定于眶外侧缘骨膜上。无须切除皮肤，关闭切口。上睑、下睑之间缝合固定。

植皮术

沿原手术切口切开皮肤，将肌皮瓣剥离至眶下缘。尝试将下睑睫毛缘向上牵拉，确认下睑可向上延伸的程度。如果眶隔的瘢痕挛缩导致下睑向上延伸受限，切开眶隔，解除挛缩。矫正完成的标准是，将下睑的睫毛缘置于静息位置，外翻和退缩状态已完全纠正。

将下睑肌皮瓣也置于静息位，测量皮肤缺损的大小。在上睑重睑线的眉毛侧切取皮肤，所切取皮肤较缺损区宽1mm。缝合上眼睑的皮肤供区。将切取的皮肤移植于下睑的缺损处，打包加压固定。上睑、下睑之间缝合固定。

▓术后护理　术后7天拆除缝线，包括上睑、下睑之间固定用的缝线。

●本术式的优缺点、术后注意事项和预后

- 植皮术是最后考虑的方法，可先考虑将外眦角向眶外侧壁牵拉进行修复或单纯地将缝线通过眶外侧壁的骨膜进行外眦提升。但对于初次手术进行了外眦提升后仍产生了下睑外翻的患者，有必要采用钻孔和筋膜移植来增加固位力，使得固位力大于前次手术。
- 对于眼球突出的患者，水平方向的张力过大，下睑缘被挤压向下方。对此，提高外眦角固定点，逐渐调节向上方牵引力的强度，可防止下睑缘下移。
- 对于进行了筋膜移植但下睑外翻和退缩仍复发的患者，可采用植皮术处理。

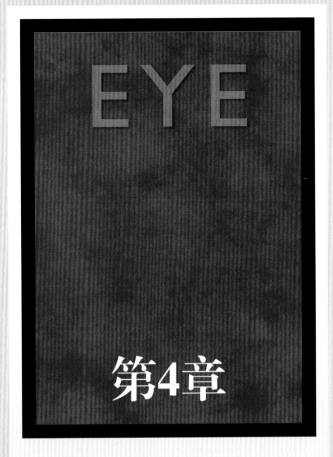

EYE

第4章

临床案例

案例1 眼神困倦伴上睑凹陷

患者女性，42岁，自觉上睑凹陷和额纹明显，于是来院就诊。

患者评估

右侧单睑，左侧重睑不明显，双侧的睫毛缘均被皮肤遮盖。下垂的皮肤覆盖角膜上缘3mm（图4-1-1）。试用探钩设计重睑（图4-1-2），睫毛缘和角膜上缘3mm处被遮盖，轻度上睑下垂。眉部明显上提，存在上睑凹陷，眼神困倦。眉部上提后，出现额纹（图4-1-3）。

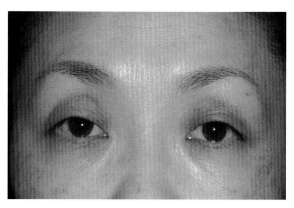

图4-1-1　术前。单睑，皮肤下垂至睫毛缘下。眉部上提严重，上睑存在凹陷

手术设计

向患者说明其适于接受经皮肤入路的提肌腱膜前徙术，但患者说"不接受切开缝合的手术"。另外患者的预算也不够进行提肌腱膜前徙术。注射A型肉毒毒素会对患者希望改善的额纹有效，但向患者说明，如果只注射A型肉毒毒素，会导致眼睛的遮盖增加。此时联合进行埋线重睑术，可以防止皮肤进一步下垂。

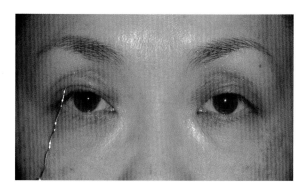

图4-1-2　术前模拟

术前告知

- 埋线重睑术后重睑线可能消失。
- 由于无法预测眉部下垂的程度，术后做出的

重睑宽度也无法预测。

- A型肉毒毒素的效果可持续3~6个月，6个月后可能恢复眉部上提和出现额纹的状态。

手术步骤

❶ 沿左侧浅重睑线行一针法埋线重睑术。为加深重睑线的反折，于结膜侧睑板上缘入针。

❷ 埋线重睑术后，于前额部注射20U的A型肉毒毒素。

结果

术后即刻，眉部的位置略下降，上睑凹陷变浅，其原因也可能与麻醉肿胀有关（图4-1-4）。

1个月后，由于A型肉毒毒素的作用，眉部无法上提，额纹消失。重睑形成后，皮肤下垂遮盖睫毛缘的现象消失。上睑凹陷变浅（图4-1-5）。

术后思考

本例患者存在眉部上提和上睑凹陷的情况，给人以睡眠不足之感，应考虑其适于接受提肌腱膜前徙术，但患者拒绝应用此术式。对于此例单睑且皮肤下垂至睫毛缘下的案例，重睑术可扩大其睑裂外观，减轻眉上提和上睑凹陷的程度。进一步使用A型肉毒毒素麻痹额肌，使眉部下降，得到的外观类似于提肌腱膜前徙术后。类似案例中没有患者对重睑的外观表示不满。遗憾的是，本例未能随访观察在A型肉毒毒素失效后，眉部位置是如何变化的。

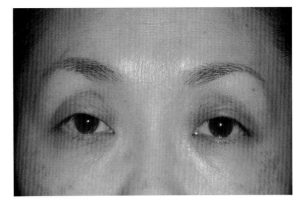

图4-1-3 术前

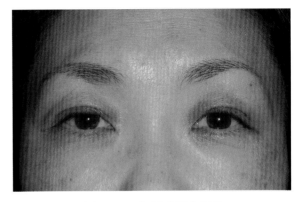

图4-1-4 埋线式重睑术后

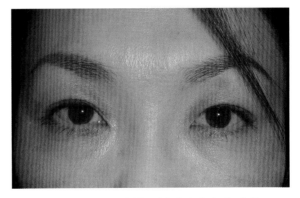

图4-1-5 额肌注射A型肉毒毒素术后1个月

手术细节 近年来腱膜性上睑下垂的发生率增高，不应盲目进行提肌腱膜前徙术，对于单睑的患者应首先考虑埋线重睑术和上睑提升术。

案例2 埋线重睑术后眼神变得严厉

患者女性，46岁，最近自觉上睑松弛而来院就诊。

患者评估

患者原来即为重睑，但重睑线变浅，形成3条重睑线，重睑线下方的皮肤遮盖睫毛缘。充分睁眼时，瞳孔距离眉部上缘24mm，眉部上抬受限（图4-2-1、图4-2-3a）。

手术设计

重睑线的固定变得松弛，在3条重睑线中选取最上面的重睑线进行固定。用探钩进行模拟时（图4-2-2、图4-2-3b），重睑宽度足够，无须切除皮肤。对于希望不影响工作能尽快恢复的患者，可行两针埋线重睑术。

术前告知

- 术后肿胀可持续3天。
- 术后1周内由于水肿，重睑看起来很宽。
- 如果术后出现淤血，需要3周时间才能消退。
- 随着时间的延长，重睑线会变浅，有可能恢复到术前的状态。

手术步骤

在3条重睑线中，对最上面的1条行两针法埋线重睑术。

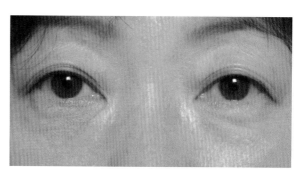

图4-2-1 术前

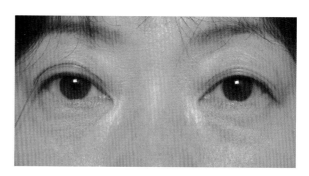

图4-2-2 术前模拟

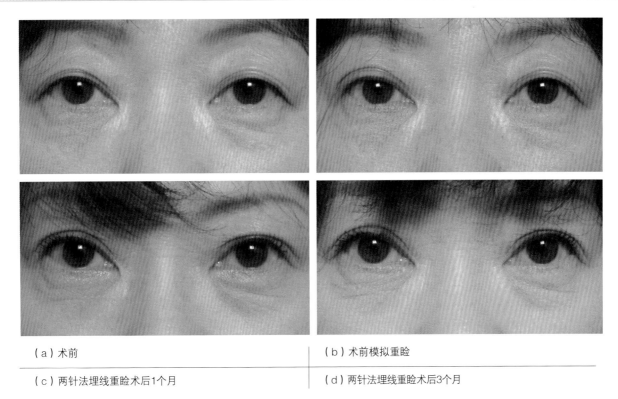

| （a）术前 | （b）术前模拟重睑 |
| （c）两针法埋线重睑术后1个月 | （d）两针法埋线重睑术后3个月 |

图4-2-3　结果

结果

　　1个月后，重睑线变为1条，反折加深，皮肤遮盖睫毛消失，但是患者对于眼神变得严厉表示不满（图4-2-3c）。

　　由于睑裂内侧变为直线型，睑裂最高点位于外侧，眼神看起来变得严厉。此时考虑是由于内侧的缝线结扎过紧，导致内侧的眼睑下垂。与患者协商拆除埋线，但因内侧的埋线固定有可能逐渐松解，于是观察2个月。

　　术后3个月睑裂形状变为内侧呈直线型，最高点在外侧的形状（图4-2-3d）。

　　与术前照片相比，眉部的位置降低2mm，重睑外侧较内侧宽。与术后1个月时一样，患者自觉眼神变得严厉，但是已经习惯了这种眼神，自觉外观尚可接受。因此没有拆除埋线固定的缝线。

术后思考

　　观察埋线固定前用探钩进行模拟的照片，可见睑裂最高点位于外侧，内侧的睫毛缘为直线型。术前由于下垂的皮肤超过睫毛缘，外侧的睫毛缘被遮盖，患者和医生都没有注意到内侧的睁眼幅度较外侧小。如果患者希望进行修复，即使拆除内侧的埋线，也可能无法改善睑裂的形状。完全拆除固定的埋线，会使睑裂回到术前的状态，为扩大内侧的睑裂需进行提肌腱膜前徙术。

案例3　希望双眼明亮有神

患者女性，22岁，希望双眼明亮有神，于是来院就诊。

患者评估

患者右侧眼睛为内双，左侧眼睛为单睑。虽然有内眦赘皮存在，但是泪阜被遮盖程度不大。虽然睑裂的横径为24mm，但仍给人以睑裂短小的感觉。睫毛缘遮盖角膜上缘2.5~3.0mm，不构成上睑下垂。眉部上抬受限，瞳孔至眉部的距离为22mm（图4-3-1）。

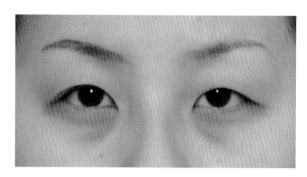

图4-3-1　术前

手术设计

如果将内双和单睑变为重睑，可以增大睑裂纵向宽度。如果进一步联合使用提肌腱膜前徙术，虽然可以进一步增大睑裂的纵向宽度，但是有可能使眉部下降，使眼神变得严厉。因此在上睑采用全切开法切除多余皮肤后形成重睑。为了防止上睑下垂，没有进行提肌腱膜前徙术，而是将提肌腱膜固定于睑板上。由于皮肤较薄，眶隔脂肪和眼轮匝肌下脂肪（ROOF）也不明显，适量切除眶隔脂肪即可。

由于患者本身内眦角间距较小，如果进行内眦切开，使泪阜完全露出，内眦间距会显得过近。如果不进行内眦切开而仅行重睑术，内侧可形成重睑与内眦赘皮不重叠的平行型重睑，而外侧重睑宽度可能过宽（图4-3-2a）。

因此需控制内眦切开的程度，使内眦赘皮与重睑线少量重叠，设计重睑线时，使重睑线刚好从内眦角处开始（图4-3-2b~d）。

模拟重睑线的位置，重睑线距离睫毛缘为13mm，实际操作时在距离睫毛缘9mm处设计重睑线，切除其上方6mm宽的皮肤。为扩大睑裂的横径，联合进行了外眦切开术。

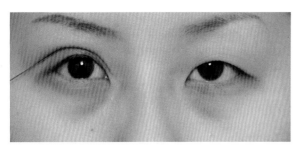

（a）睑裂内侧为没有遮盖的平行型重睑，中央至外侧的重睑宽度过大

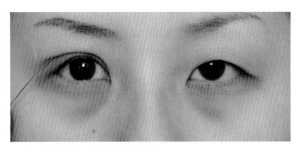

（b）内侧被内眦赘皮遮盖的重睑

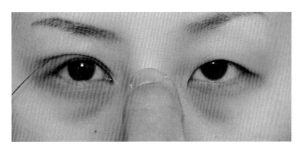

（c）重睑宽度与（b）中相同，用力向内侧牵拉内眦，模拟内眦切开，得到平行型重睑

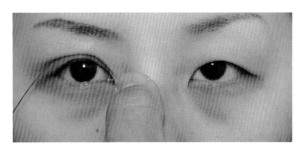

（d）重睑宽度与（b）中相同，控制向内侧牵拉内眦的幅度，模拟内眦切开。内眦赘皮顶点与重睑重合

图4-3-2　术前模拟

术前告知

● 术后7天拆除内眦角和外眦角处的缝线。

● 拆线后第2天可化眼妆。

● 术后3个月内眦角手术瘢痕发红较为明显。

● 术后重睑宽度和睁眼幅度两侧可能不完全对称。

手术步骤

❶ 在距离睫毛缘9mm处设计重睑线，拟切除其上方宽约6mm的皮肤。

❷ 为了不完全显露泪阜，在进行内眦切开Z成形术的设计时，皮肤切开止于泪阜结膜前2mm。

❸ 手术采用局部麻醉，切除上睑的皮肤和眼轮匝肌。

❹ 切开眶隔显露提肌腱膜。切除睑板上前1/2的眼轮匝肌和睑板前脂肪组织，显露睑板，在基本不前移提肌腱膜的前提下，将提肌腱膜固定于睑板上。此时请患者取坐位，确认睁眼幅度和形态左右无差异。

❺ 对皮肤与提肌腱膜行4点缝合固定，使重睑形成。缝合皮肤前，切除外侧疝出的眶隔脂肪。

❻ 按照术前设计行内眦切开术。

❼ 切开外眦角时，全层切开外侧2mm的皮肤和结膜，显露球结膜。于外眦角处，切除三角形的上睑皮肤和下睑皮肤，缝合外眦角。

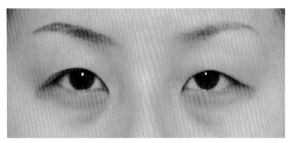（a）术前

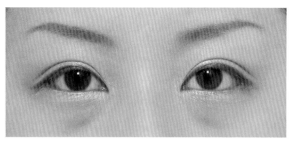（b）术后。采用切开重睑术联合不完全内眦角切开和外眦角切开术

图4-3-3　结果

结果

由于进行了不完全内眦角切开，术前向下方延伸的内眦赘皮消失。扩大了泪阜的显露程度，同时内侧端仍残留有泪阜被遮盖区。重睑形态为恰好于内眦角处重叠的开扇型。由于进行了外眦切开，睑裂给人以向外侧延伸之感（图4-3-3）。

术后思考

将睑裂变大时，为扩大睑裂纵径可以行重睑术和提肌腱膜前徙术，为扩大睑裂横径可以行内眦切开术和外眦切开术。但是对于眉部位置较低和皮肤较厚者，应行控制前徙量的提肌腱膜前徙术或考虑联合使用前额上提术。

> **手术细节**
>
> 睑裂的大小取决于睑裂的纵径、横径以及眼球的突出程度。因为每一个人的睑裂大小、眼眶和眼球大小不尽相同，所以睑裂变大是有一定限度的。

案例4 对外观臃肿的上睑行 ROOF 切除 + 全切开重睑术

患者女性，24岁，此前已经接受过2次埋线重睑术，但看起来仍然是内双，患者希望得到更宽更明显的重睑，也希望改善臃肿的上睑，于是来院就诊。

患者评估

患者原为单睑，于3年前接受埋线重睑术。术后重睑变浅，1年前再次接受了埋线重睑术，现两侧均为小重睑。上睑的中央至内侧并无臃肿，但外侧眼睑至眉毛处向外膨出。角膜上缘被遮盖3mm，存在轻度上睑下垂（图4-4-1、图4-4-2）。

手术设计

患者适于接受上睑下垂矫正术（腱膜前徙术），使眼睛明亮有神，但是患者的费用预算有限。而且患者的要求是，在增大重睑宽度的同时改善臃肿的外观，行提肌腱膜前徙术会使眉毛下降，很可能会加重上睑的臃肿。患者既往接受过2次埋线重睑术，但并没有得到满意的、较宽的重睑。因此本次行切除上睑皮肤的切开重睑术。经过术前模拟（图4-4-3），患者期望得到内眦处重睑不被遮盖的宽幅重睑。

在距离睫毛缘10mm处设计重睑线，并切除其上方4mm宽的皮肤。上睑臃肿延伸至眶上外侧缘的外侧，由于臃肿是眼轮匝肌下脂肪（ROOF）而不是眶隔脂肪造成的，因此设计对ROOF进行切除。

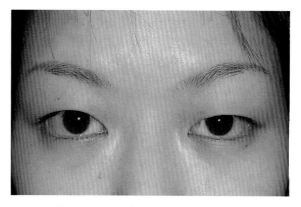

图4-4-1　埋线法重睑术前（3年前）

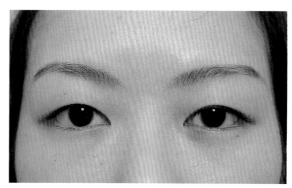

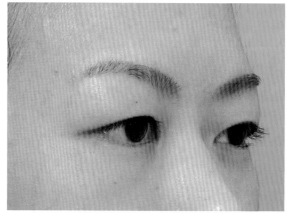

图4-4-2　本次手术前，也是接受第2次埋线重睑术后1年。上睑向外侧膨出

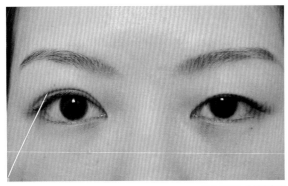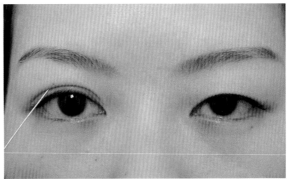
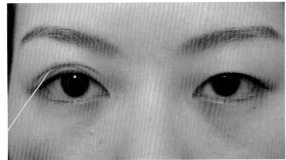

a	b
c	

（a）内侧被遮盖的窄重睑

（b）略宽的重睑

（c）更宽的重睑

图4-4-3 术前模拟

术前告知

● 手术需沿重睑线切开，并切除多余的皮肤。术后3个月手术区瘢痕有可能发红。由于对眉下脂肪进行了切除，肿胀和淤血都较常规的切开重睑手术更为严重，明显的肿胀会持续2周以上。

● 可能出现左右重睑宽度不完全一致的情况。

手术步骤

❶患者取坐位闭眼，标记上睑和眉毛外侧的膨隆。

❷在距离睫毛缘10mm处设计重睑线，拟切除其上方4mm的皮肤和眼轮匝肌。

❸切除睫毛侧3mm宽的眼轮匝肌。

❹在下方横向切开眶隔。适量切除疝出的眶隔脂肪，断端电凝止血。

❺向下翻转睫毛侧的眶隔断端，显露提肌腱膜，并将睫毛侧的皮瓣覆盖于其上，于此处将睫毛侧的皮瓣断端缝合于提肌腱膜上，褥式缝合4处。

❻缝合眉毛侧和睫毛侧皮瓣数点，进行临时固定，取坐位确认重睑形态。

❼拆除临时缝线，用皮钩向下牵拉被切开的眶隔，沿眼轮匝肌下向上剥离眉毛侧的皮瓣。

❽按照术前标记的上睑外侧膨隆范围，将眼轮匝肌与其下方的脂肪组织（ROOF）剥离。

❾锐性切除骨膜上残留的ROOF。此时可能切断眶上动静脉、面横动脉和外侧静脉的交通支，需彻底止血（图4-4-4）。

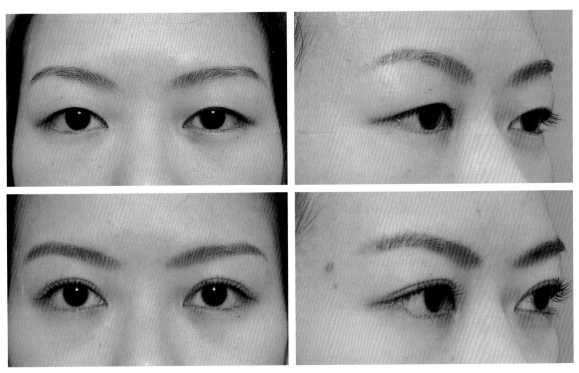

（a、b）本次手术前
（c、d）术后4个月

图4-4-4 结果：进行切除4mm皮肤的全切开法重睑术，并切除了ROOF

❿切除标记范围内的ROOF，全层缝合关闭
切口。

结果

形成内侧没有被遮盖的重睑。上睑和眉毛
外侧向外膨隆缩小，重睑明显变宽。

术后思考

眶隔脂肪、ROOF、皮肤和眼轮匝肌的肥
厚是造成上睑外观臃肿的原因。在本案例中，
ROOF造成了眶上缘外侧向外的圆形膨隆。仅
切除眶隔脂肪和皮肤无法改善这种膨隆。切除
ROOF时，如果遇到眶上动脉分支出血，在狭
窄的术野中控制汹涌的出血将十分困难。因此
在切除ROOF时，尽量采用多次少量逐渐切除
的方法来切开，同时确认血管的存在。这种方
法比一次性切除更为理想。重睑的固定应在切
除ROOF前、肿胀小的时候完成，此时便于确
认重睑宽度。

案例5 切开重睑术无法解决的内双

患者女性，33岁。迄今已接受过2次埋线重睑术，但重睑依旧非常狭窄。患者希望得到更宽的重睑而来院就诊。

患者评估

患者原为内双，分别于4年前和1年前接受了埋线重睑术。现在重睑依旧非常狭窄，重睑的内侧1/3被内眦赘皮遮盖，但中央至外侧睫毛缘的重睑可见。测定重睑线高度，在患者闭眼时向上牵拉上睑皮肤，测得重睑线位于距离睫毛缘8mm处。眉毛的位置适中，瞳孔至眉毛上缘的距离为24mm。上睑给人以臃肿之感，闭眼时上睑的膨隆变大，判断上睑外观臃肿是由于皮肤的肥厚而不是眶隔脂肪造成的。ROOF在眶外上方的膨隆并不十分明显。睁眼幅度正常（图4-5-1）。

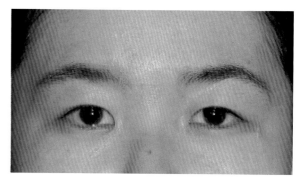

图4-5-1　术前。既往曾行埋线重睑术，内双

手术设计

使用探钩模拟重睑，当探钩在距离睫毛缘11mm处时，患者得到期待的重睑形态（图4-5-2）。

将原重睑线（距离睫毛缘8mm）作为新的重睑线，切除其上方6mm的皮肤，行全切开法重睑术。睁眼充分，但是由于患者上睑臃肿，最好不要进行提肌腱膜前徙术。

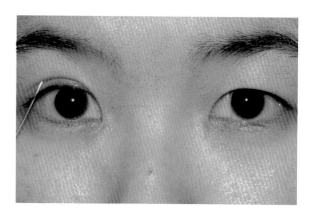

图4-5-2　术前模拟

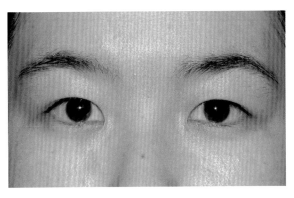

（a）术前

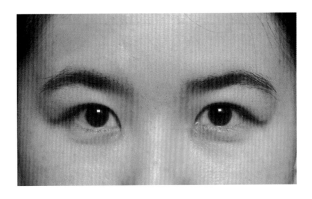

（b）行切除6mm宽皮肤切开法重睑术后3个月。眉毛下降形成内双。患者感到不满意

图4-5-3 结果

术 前告知

● 术后7天拆线。

● 术后上睑瘢痕有可能发红，上睑术后3~6个月时可见明显瘢痕。

● 术后2周内，肿胀和水肿明显。

● 术后可能出现左右重睑宽度不完全一致的情况。

手 术步骤

❶ 重睑线距离睫毛缘8mm，切除其上方6mm宽的皮肤和眼轮匝肌，再从睫毛侧皮瓣切除3mm宽的眼轮匝肌。

❷ 切开眶隔，显露提肌腱膜，切除向外侧疝出的眶隔脂肪。将皮肤缝合于提肌腱膜上，形成重睑线。

结 果

术后7天拆线时，由于水肿重睑较宽。但3个月后重睑变为内双。切开法做出的重睑线固定确实，但此患者的睁眼力量较术前增强，同时发生眉下垂，导致重睑变窄（图4-5-3）。患者因术后效果改善不明显而非常不满。

在这种情况下，如果形成更宽的重睑，眉眼距离会更近，给人以严厉的感觉（图4-5-4）。

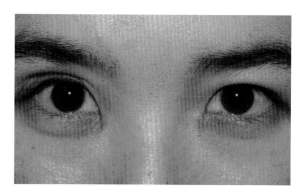

图4-5-4　模拟宽重睑后外观。进一步增大重睑宽度会形成眉毛降低的重睑，给人以严厉的印象

为了消除内双可使用前额上提术，模拟向上提升前额后的外观，并向患者进行展示（图4-5-5）。但是由于担心手术创伤和费用问题，患者没有接受前额上提术。

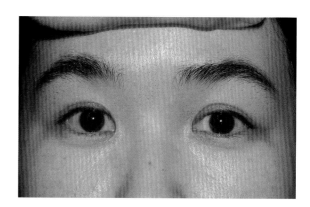

图4-5-5　模拟前额上提后外观。进行前额上提后沉重的上睑变得清盈，重睑清晰可见

术后思考

单睑和内双的患者接受全切开法重睑术后，大多睑裂纵向宽度增加，眉部下降。对于已经是重睑的患者行全切开重睑时，上述变化的发生概率较小。但是对于本例患者，眉部明显下降。欲行全切开法重睑术时，应注意有可能发生由于眉下垂而导致的重睑无法变宽的情况。

案例6 希望将臃肿的上睑变薄

患者男性，31岁，皮肤臃肿且质硬。内双使眼睛看起来很小。希望将上睑变薄而来院就诊。

患者评估

上眼睑为内双且臃肿。臃肿的主要原因不是由于眶隔脂肪和眼轮匝肌下脂肪（ROOF），而是由于皮肤厚且质地硬而造成的（图4-6-1）。

上睑的睫毛缘覆盖角膜上缘3mm。睁眼时额肌运动可上提眉毛，但由于本例患者额肌正中收缩力较外侧强，形成了八字眉。虽然有内眦赘皮存在，但泪阜被遮盖的程度不大。内眦间距离为36mm。

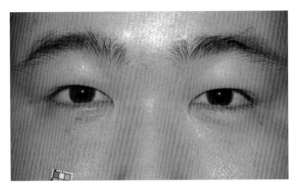

图4-6-1 术前。上睑皮肤较厚

手术设计

尽管患者希望无论如何都要将眼睛变得清盈，但轻盈的眼睛尚无明确定义。由于患者整体的面貌给人以亲切之感，而内眦切开会使得眼神变得严厉，所以不建议进行内眦切开术，也不建议改变内眦间距离。由于无法将臃肿质硬的皮肤变薄，所以无法完全避免给人以外观臃肿的印象。如果做成较宽的重睑，质地较硬的皮肤折叠会产生抵抗力，进而增加上睑的下垂程度，因此做成窄幅重睑效果更好（图4-6-2）。

由于上睑皮肤厚且质硬，采用埋线法重睑线容易消失，所以行全切开法重睑术（图4-6-3）。

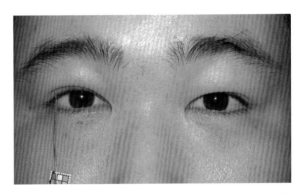

图4-6-2 术前模拟。为了不产生睁眼时的抵抗，在靠近睫毛缘处设计重睑线

术前告知

- 术后7天拆线。
- 术后重睑线有消失的可能。
- 无法改善上睑的臃肿。
- 虽然内双变成重睑，但术后睁眼幅度很有可能比术前小。
- 可能会出现左右重睑线的差异，需在手术3个月后行矫正手术。

结果

内双变为重睑，睫毛下皮肤被覆消失，但睑裂没有变宽反而较之前变窄。眉毛上提减弱，八字眉消失。有意识地进行最大幅度睁眼时，眉毛上抬增强。睫毛缘上提至角膜上缘以上（图4-6-5）。

7个月后，由于皮肤质地厚，没有达到上睑变薄的感觉，再次手术行提肌腱膜前徙术使双眼变得更大，并向患者说明术后有可能产生眼睛瞪得过大的感觉。

沿原重睑线瘢痕切开，未切除皮肤仅行提肌腱膜前徙术。

将前徙的腱膜固定在睑板上时，露出上睑巩膜，充分增大睁眼幅度。但将皮肤固定于腱膜上进行缝合后，睁眼幅度减小。

手术步骤

❶ 在探钩设计的重睑线处切开皮肤，但不切除皮肤。

❷ 切除切口睫毛侧3mm宽的眼轮匝肌。小心保护睑板和提肌腱膜间的粘连，不切除睑板前脂肪。

❸ 切开眶隔，显露提肌腱膜，切除疝出的眶隔脂肪。用6-0尼龙缝线按照皮肤、提肌腱膜、皮肤的顺序缝合4个点，固定重睑线（图4-6-4）。

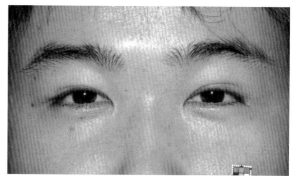

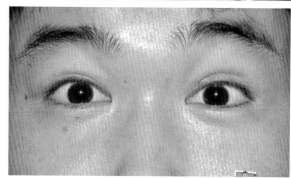

图4-6-3　未切除皮肤，仅行全切开法重睑术后7个月，下图为最大睁眼外观

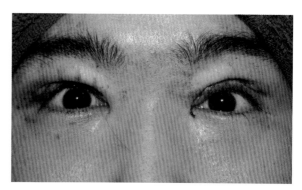

图4-6-4　提肌腱膜前徙术中所见

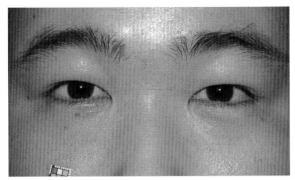
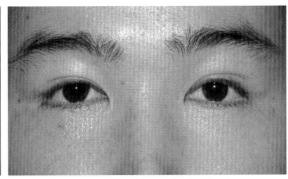
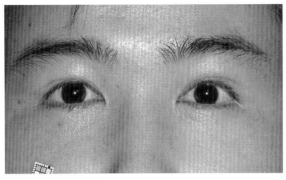

<table>
<tr><td>（a）术前</td><td>（b）提肌腱膜前徙术后7个月。下图为有意识睁眼时的外观</td></tr>
</table>

图4-6-5　结果

术后4个月，睑裂的最高点位于内侧，给人以温柔和气的感觉。无须上提眉毛，睁眼幅度也变大。在不用力睁眼的情况下，睑裂的纵径也较术前增大。

术后思考

对于皮肤质地厚的上睑进行重睑术，会造成睁眼不良的情况。在重睑形成的同时，行提肌腱膜前徙术，无论睁眼幅度是否变大，至少可以预防睁眼幅度减小。但行提肌腱膜前徙术后，由于重睑线反折加深的同时眉毛下降，因此上睑的臃肿变得更加明显。此案例开始时已提到，"轻盈的眼睛"的定义尚不明确。对于类似患者，怎样才能使其满意，尚存疑问。

患者女性，23岁，自觉双眼"困倦无神"。使用隐形眼镜近10年。

患者评估

　　患者的眼睛原本就不大，因长期使用隐形眼镜，发生了进行性腱膜性上睑下垂。睫毛缘遮盖瞳孔上缘，中度上睑下垂，下睑巩膜可见。重睑清晰可见。由于患者眉毛的位置低，所以并没有给人以眉毛过度上抬的感觉。患者剃掉了眉毛的上缘，并进行了画眉。因此视觉上眉毛要比本来位置低（图4-7-1、图4-7-2a）。

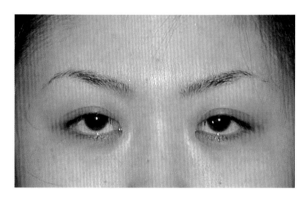

图4-7-1　术前

手术设计

　　适用于提肌腱膜前徙术。患者拒绝在上睑皮肤做切口，遂行经结膜入路的提肌腱膜前徙术。患者不喜欢现在的宽幅重睑，觉得双眼无神，要求术后重睑较现在变窄。如果通过增大睑裂纵径改善睁眼，重睑会较现在变窄，因此没有改动重睑。

术前告知

● 由于患者本人无法确定睁眼的大小和睑裂的形状，需要在术中进行调节和确定。但是由于肿胀和麻醉的影响，可能会造成术后的差别，出现左右侧睁眼幅度和重睑宽度的差异。如果差异明显，可待3个月后进行修复。

● 如果睁眼力量改善，睑缘上提，眉部下降，会使重睑较现在变得狭窄。

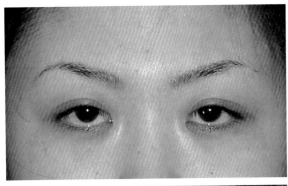
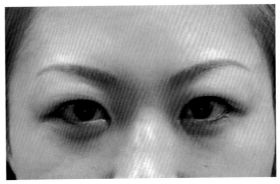
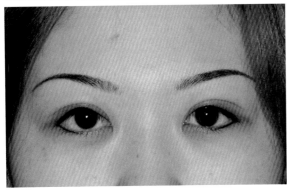

$$
\begin{array}{c|c} a & b \\ \hline c & \end{array}
$$

（a）术前
（b）经结膜入路提肌腱膜前徙术后1个月
（c）两针法埋线重睑术后1个月

图4-7-2　结果

手术步骤

❶ 行经结膜入路提肌腱膜前徙术。

❷ 将上睑提肌腱膜移行区下方2mm的腱膜固定于睑板上缘。

❸ 术中睁眼充分，重睑变为内双。考虑到麻醉药的注射和肿胀，导致上睑膨隆形成内双，遂结束手术。

结果

术后1个月，睁眼改善明显，眉毛位置较术前低，下睑不再显露巩膜。重睑变为内双，睫毛缘被遮盖（图4-7-2b）。

由于患者和术者都没有预想到重睑会这样窄，所以进行了重睑手术。患者拒绝行切开重睑术，于是进行了两针法埋线重睑法。

1个月后，重睑幅度较提肌腱膜前徙术前稍窄，双眼变大，患者非常满意（图4-7-2c）。

术后思考

如本例患者一样，在进行了经结膜入路提肌腱膜前徙术后形成内双的案例非常多见。由于内双的形成，术中调节前徙量时，观察睑缘的上提量和形态变得十分困难。

对于提肌腱膜前徙术后睁眼力量过大的患者行重睑术时，不要切除皮肤扩大重睑，重睑线的设计必须远离睫毛缘。但是这样一来，重睑线至睫毛缘间会形成皮肤堆积，睫毛缘可能被皮肤覆盖（图4-7-3a）。

本例患者为改善内双行埋线重睑术，但也因此造成了睁眼无力。如果重睑线设计过宽时行埋线重睑术，会妨碍睁眼（图4-7-3b）。

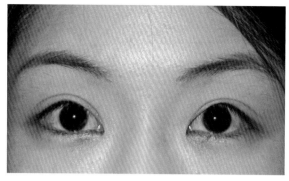
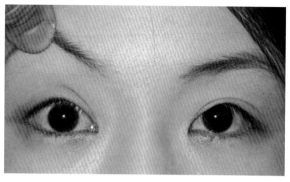

（a）睁眼幅度大，但是内侧的睑裂为直线型。适度增大
了重睑的宽度，但睫毛缘被皮肤遮盖

（b）试着上提遮盖睫毛缘的松弛的皮肤，内侧的眼睑得
到充分上提。由于皮肤下垂超过睫毛缘，内侧的眼
睑看起来较窄

图4-7-3　另一案例：经结膜入路提肌腱膜前徙术后行埋线重睑术

患者睁眼幅度大，但为了使重睑不被遮盖而于高处设计了重睑线，重睑线睫毛侧的皮肤堆积过多，导致睫毛被皮肤遮盖。本例患者进行切除皮肤的切开重睑术效果更好。

单睑或内双的患者，行经结膜入路提肌腱膜前徙术时，由于皮肤会遮盖睑缘，即使术中对睑缘上提的位置进行了确认也容易发生误差。

案例8　无神的眼睛想要变得有神采

患者男性，18岁。因单睑显得眼睛很小。眼距过宽，使眼睛看起来没有神采，来院寻求改变。

患者评估

患者为单睑，由于下垂的皮肤遮盖了睫毛缘，睑裂看起来要比实际的睁眼幅度窄。由于患者存在内眦赘皮，睑裂内侧被遮盖尤为严重。内眦间距离为42mm。由于双眼间距离远，导致鼻背低平更加突出（图4-8-1）。

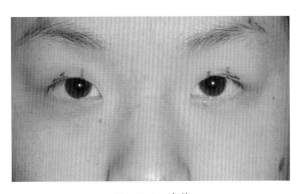

图4-8-1　术前

手术设计

尝试模拟重睑，形成了睑裂内侧被遮盖的开扇型重睑（图4-8-2）。如果只采取这种方式，睑裂开大效果将不充分，也不能够缩短内眦间距离。向患者建议进行隆鼻术，但遭到患者的拒绝。因此采用了内眦切开联合重睑术，重睑延伸至内眦角处，内眦赘皮得到改善，睑裂向内侧延伸缩短了内眦间距离。重睑采用埋线法。

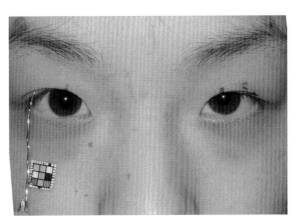

图4-8-2　术前模拟

术前告知

● 术后7天拆除内眦缝线。

● 术后内眦处可能有手术瘢痕残留。

● 术后3个月内手术瘢痕发红明显。

● 术后左右重睑可能存在差异。

● 重睑线可能消失。

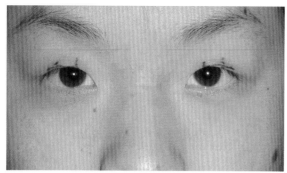
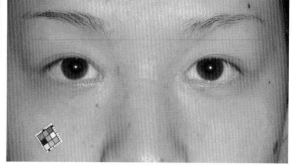

（a）术前 　　　　　　　　　　　　　　（b）一针法埋线重睑联合内眦切开术后3个月

图4-8-3　结果

手术步骤

❶ 在距离睫毛缘10mm处行一针法埋线重睑术。

❷ 为完全露出泪阜，设计进行Z成形术，切开内眦。

结果

　　内眦处瘢痕发红，3个月后逐渐消退变得不明显。形成的重睑延伸至内眦角，睑裂变大，内眦间距缩短，给人以鼻梁高挺之感（图4-8-3）。

术后思考

　　内眦切开扩大了内侧睑裂的纵径，同时将睑裂横径向内侧延长，使睑裂变大。同时，通过缩短内眦间的距离使鼻背从视觉上增高。内眦切开不仅改变了眼周的形态，而且对整体的面容改变起到了很好的改善效果。

案例9　希望改善内眦间距

患者女性，23岁。鼻背低平，内眦赘皮明显，患者希望改善内眦间距，于是来院就诊。

患者评估

眼睑处存在开扇型重睑和内眦赘皮。

鼻根处低平，内眦间距视觉上较大，但内眦距离绝对值并不长，仅为36mm。外貌是给人以可爱感觉的圆脸。睁眼时存在轻度的上睑下垂（图4-9-1）。

手术设计

患者内眦赘皮明显，同时鼻根部看起来平坦，产生了内眦间距过大的印象。患者实际内眦间距离短，仅为36mm。开扇型重睑和圆脸很相配，都给人以可爱的感觉。考虑到进行内眦切开不仅会做出平行型重睑，还会给人以内眦间距过近之感。因此没有进行内眦赘皮矫正术，而是进行了隆鼻术。

术前告知

- 隆鼻术后可能发生淤血。
- 术后1~2周鼻根部和眼睑可见明显肿胀。
- 假体可能发生倾斜。
- 鼻根部变高，即使没有进行内眦赘皮矫正术，视觉上也会有内眦间距变小的感觉。

手术步骤

于右侧鼻腔的大翼软骨下缘做切口，于鼻背软骨和鼻骨的正上方做一腔隙，植入Ⅰ型硅胶假体。

结果

术后3个月，鼻背变高，给人以内眦距离缩小的感觉。内眦间距离和内眦赘皮同术前相比没有变化（图4-9-2）。

术后思考

隆鼻后视觉上会产生鼻背变高和内眦间距缩小的感觉。

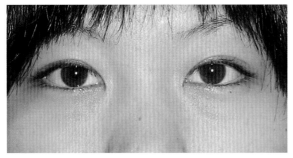

图4-9-1　术前

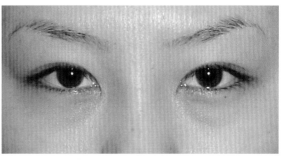

图4-9-2　隆鼻术后3个月

案例10 将开扇型重睑改为平行型重睑

患者女性，24岁。2年前曾接受埋线重睑术，希望将开扇型重睑改为平行型重睑，于是来院就诊。

患者评估

患者为开扇型重睑。虽然有内眦赘皮存在，但内眦赘皮遮盖内眦的程度并不严重。上睑皮肤不厚且不臃肿，有轻度上睑凹陷。内眦间距不宽，为38mm。患者脸型轮廓为圆形（图4-10-1）。

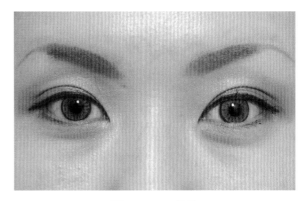

图4-10-1　术前

手术设计

虽然圆脸和开扇型重睑十分相配，都给人以可爱的感觉，但患者不喜欢这样的外观，强烈希望改变重睑形态。

如果采用内眦切开术，完全显露泪阜，重睑会在目前重睑线的基础上变为平行型重睑，给人以严厉之感（图4-10-2）。

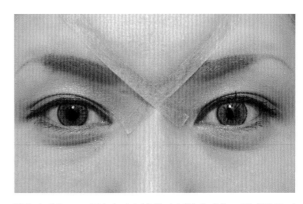

模拟内眦切开。用力向内侧牵拉右侧的内眦角，形成平行型重睑

图4-10-2　术前模拟1

如果保留内眦赘皮，加高内侧的重睑线，也可以形成平行型重睑，但内眦角至内侧重睑线处仍有内眦赘皮残留（图4-10-3）。

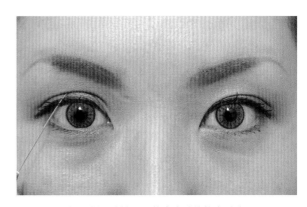

模拟内侧重睑被内眦赘皮遮盖的较宽重睑

图4-10-3　术前模拟2

如果不完全切开内眦角，使重睑延伸至内侧，可以在内眦角处与重睑恰好重叠（图4-10-4）。

告知患者以上方法的效果差异，患者最希望做成内侧重睑不重叠的平行型重睑，于是行不完全内眦切开联合增加重睑宽度的重睑术（图4-10-5）。

考虑到术后患者有可能想将增大的重睑线恢复原样，所以此次手术没有进行全切开法重睑术而是行两针法埋线重睑术以增加重睑宽度。

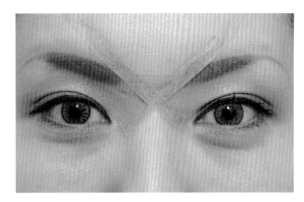

轻轻牵拉右侧内眦模拟术后外观
图4-10-4　术前模拟3

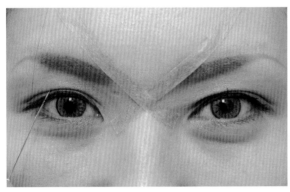

（a）轻轻牵拉右侧内眦模拟重睑后外观

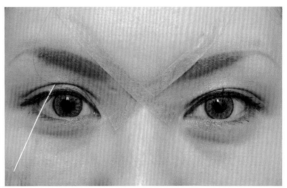

（b）接着模拟更宽的重睑

图4-10-5　术前模拟4

术前告知

- 术后1周拆除内眦缝线。次日可化眼妆，内眦处也可化妆。
- 术后3个月内眦区残留手术瘢痕。
- 随着时间的延长，扩大的内侧重睑有可能变浅，重睑宽度有可能变窄。
- 重睑线有可能消失，可以再行埋线重睑术，必要时可行全切开重睑术。

手术步骤

❶ 设计Z成形术切开内眦。为了不使泪阜完全显露，设计切口时，向内侧延伸的水平线要短，向泪阜方向延伸的皮肤切口止于泪阜前2mm。目前的重睑线位于距离眼睑中央的睫毛缘10mm处。在其上方2mm处设计重睑线，重睑线内侧的高度与中央处相同。

❷ 沿设计线切开内眦，采用Z成形术缝合皮肤。

❸ 在距离睫毛缘12mm处的皮肤内侧和外侧行两针法埋线重睑术。

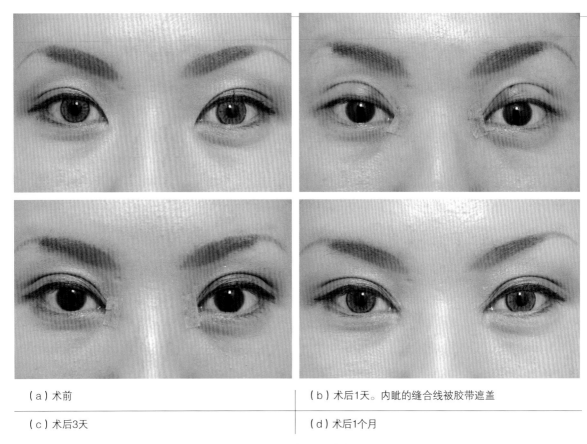

| （a）术前 | （b）术后1天。内眦的缝合线被胶带遮盖 |
| （c）术后3天 | （d）术后1个月 |

图4-10-6 结果：内眦不完全切开联合两针法埋线重睑术

结果

内眦角切开的结果是内眦赘皮消失，泪阜的内侧端仅轻度遮盖，重睑变成完全平行型（图4-10-6）。

术后思考

在重睑线的内侧与中央处等高的位置行两针法埋线重睑术比一针法埋线重睑术要好，但即使进行两针法埋线重睑术，内侧的重睑线也可能逐渐变浅，重睑宽度也会逐渐变小。如果发生这种情况需要进行全切开重睑术。也可以首选全切开重睑术，但是笔者希望对于重睑术后内侧不自然的外观进行微创修复，因此选择了埋线法。

案例11 希望眼部像西方人那样具有深邃的轮廓

患者男性，21岁。既往曾接受埋线重睑术联合内眦切开术，形成开扇型重睑。但希望眼部轮廓更加深邃，拥有像西方人一样的眼部外观，于是来院就诊。

患者评估

求美者术前是伴有内眦赘皮的开扇型重睑（图4-11-1a），希望将重睑变为平行型。在4个月前进行了完全暴露泪阜的Z成形内眦切开术联合两针法埋线重睑术（图4-11-1b）。

术后内眦角已无内眦赘皮遮盖，但是由于求美者希望变成像西方人那样深邃的眼睛，在重睑线内侧和外侧具有相同的宽度，因此为增加内侧重睑线的高度，行埋线法固定（图4-11-1c、d）。

2次手术术后3个月，形成由外至内宽度相同的平行型重睑，睁眼度良好（图4-11-1e）。

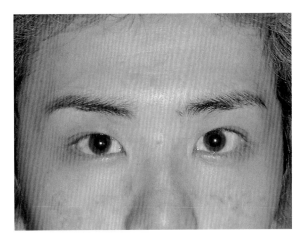

（a）术前

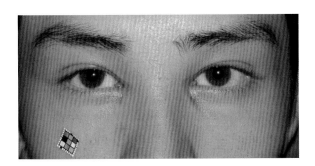

（b）内眦切开联合两针法埋线重睑术后

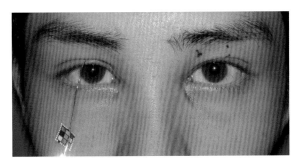

（c）模拟扩大内侧的重睑线

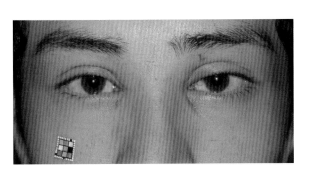

（d）在内侧追加埋线法重睑术后即刻

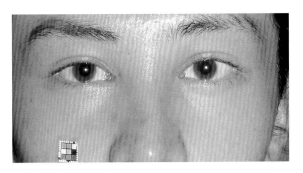

（e）本次手术前，也是内侧追加埋线法重睑术后1个月

图4-11-1　患者评估

手术设计

西方人的眼睛是泪阜完全显露的平行型重睑。其与东方人的眼睛还有一点差别，相对于眶上缘和鼻根部，眼球明显位于靠后的位置，眶上缘的内侧向下方突出。同时，西方人的静眼闭眼力量较强，眼睛和眉毛的距离较近。东方人的眶上缘和鼻根部突出较小，即使进行了内眦切开术做出了平行型的重睑，也无法得到西方人那样轮廓深邃的眼睛。因此需要对患者的眶上缘内侧、眉间和鼻背进行填充。为了尽量使鼻部加高和延长，使用肋软骨进行鼻中隔延长和隆鼻术，同时在眉间和眶上缘处进行肋软骨移植。由于患者本人要求明确，因此对于目前埋线法做出的平行型重睑改为完全切开使其重新附着，通过上睑切口还可以进行眉间和眶上缘的填充。患者睁眼充分，无须行提肌腱膜前徙术。

术前告知

- 术后在前胸部切取肋软骨处会遗留瘢痕。
- 上睑行全切开术后遗留瘢痕，瘢痕与重睑线一致。
- 可能出现重睑的左右差异，可能出现眉间、眶上缘的凹凸不平和左右差异。
- 滑车上神经和眶上神经支配区可能出现一过性的感觉迟钝。
- 术后7天拆线。
- 术后2周上睑肿胀。

手术步骤

❶ 取右侧第6根、第7根肋软骨。

❷ 沿埋线法形成的重睑线切开上睑皮肤，在眉毛侧眼轮匝肌与眶隔之间的间隙进行剥离，剥离深度至眶上缘骨膜表面。

❸ 小心保护滑车上神经，并切开其内侧和外侧的骨膜，沿骨膜下剥离眶上缘内侧和眉间部。

❹ 在眉间部放置3mm厚的肋软骨片。在眶上缘内侧移植长15mm、宽7mm、中央厚度为5mm的肋软骨片。骨膜下间隙恰好能容纳软骨片，因此无须进行额外固定。

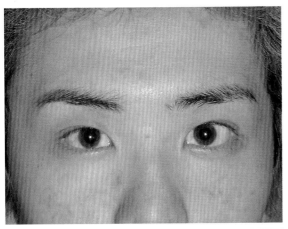

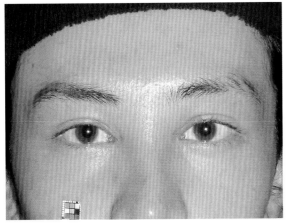

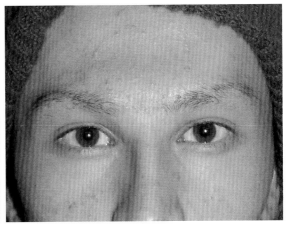

（a）术前

（b）本次术前，也是内侧追加埋线法术后1个月

（c）切开法重睑术联合肋软骨填充眉间术后5个月。同时进行了隆鼻术

图4-11-2 结果

❺沿下缘切开眶隔，显露提肌腱膜。

❻不切除眶隔脂肪，用6-0尼龙缝线按皮肤、提肌腱膜、皮肤的顺序进行缝合，于4处进行重睑线的固定，缝合皮肤。

结果

眉间的填充不仅使内侧的重睑线变得清晰，还可以加深重睑。单纯进行切开法无法做出这样深的重睑。鼻根至鼻背区整体加高，给人以眼间距更近的感觉，眼睛变得像西方人一样（图4-11-2）。

术后思考

希望面部轮廓变得像西方人一样的患者并不多见。如果想拥有深邃的轮廓，需要进行内眦切开联合切开重睑术。但是面容扁平的东方人无法单纯靠重睑术做出像西方人那样深邃的眉眼，因此使眶上缘向前突出非常必要。

案例12 希望加深内侧重睑线

患者男性，20岁。4个月前经手术形成平行型重睑，但内侧的重睑线过浅，希望使内侧重睑线变清晰。

患者评估

患者4个月前接受了切开重睑术联合内眦切开W成形术。闭眼时测量，睫毛缘与重睑线距离为10mm，重睑线与眉毛间距离12mm。睁眼时，中央至外侧的重睑线清晰可见，但内侧的重睑线浅，不够清晰（图4-12-1）。

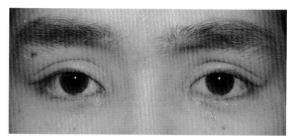
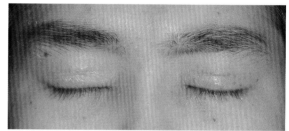

图4-12-1 术前。既往曾行切开法重睑联合内眦切开W成形术。闭眼时全切开法形成的重睑线平行于睫毛缘

手术设计

为了加深内侧的重睑，需要使内侧的重睑线粘连固定于提肌腱膜更高处。如果希望内侧重睑线在睁眼时受到向后方深处牵引的力，可以行小切口法将内侧重睑线固定于提肌腱膜上方。术后重睑线反折会稍向内侧延伸，但并不是患者所期望的结果（图4-12-2）。

下压前额部（眉毛）内侧的皮肤遮盖重睑线，内侧的重睑线加深，但是这种状态很难实现（图4-12-3）。

由于患者希望使内侧的重睑变得清晰，眼部像西方人一样立体而深邃，因此在眶上缘内侧进行填充。为了模拟效果，进行了一次透明质酸注射，同时每侧移植了1mL的非可吸收性材料羟基磷灰石颗粒。

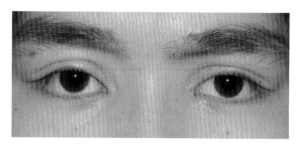

图4-12-2 为了加深内侧的重睑行小切口重睑术后3个月。内侧的重睑略微延伸

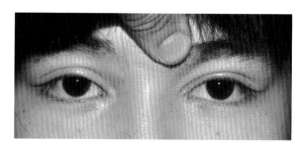

图4-12-3 患者的要求是在内眦角处重睑线仍清晰可见

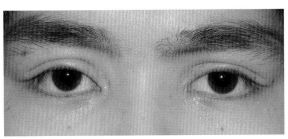
（a）术前

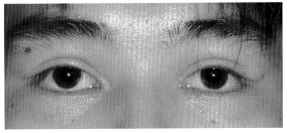
（b）羟基磷灰石颗粒填充眶上缘内侧术后6个月

图4-12-4 结果

术 前告知

- 术后7天拆除重睑缝合线。
- 术后2周上睑肿胀。
- 术后可能发生淤血。
- 内侧重睑线不会延伸至内眦角内侧。
- 可能发生滑车上神经和眶上神经支配区感觉迟钝。

手 术步骤

❶ 切开上睑重睑线的内侧1/2，沿眉毛侧的眼轮匝肌下向眶上缘和眶内侧缘进行剥离。

❷ 避开滑车上神经切开骨膜，在眶上缘内侧骨膜下形成一腔隙。

❸ 将1mL羟基磷灰石颗粒装入2.5mL注射器中，准备2只前端折断的注射器针头，在左右两侧骨膜下腔隙分别注射1mL。

❹ 不要对重睑线睫毛侧的皮肤进行剥离，直接缝合皮肤。

结 果

眉间的填充，在使内侧重睑线出现反折并使重睑线延伸至内眦角的同时，加深了重睑线（图4-12-4）。

术 后思考

在部分案例中，通过手术形成了较宽的重睑，但是由于上睑皮肤不足，遮盖重睑线的皮肤量不足导致重睑反折变浅。本例患者仅于内侧出现了这种情况，也有患者出现外侧重睑线变浅。本例患者使用填充方法将重睑线上方向前膨隆后，重睑线加深。

患者女性，48岁。希望改善上睑松弛而来院就诊。

患者评估

患者重睑宽且清晰。随着年龄的增长，外侧的重睑较内侧窄。用力睁眼时睁眼充分，但无意识时睫毛缘覆盖角膜上缘3mm。习惯性用力上抬眉毛使得前额部上1/2出现额纹，上睑存在凹陷（图4-13-1）。

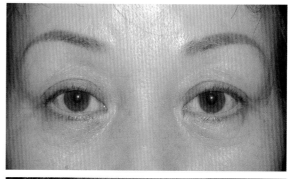

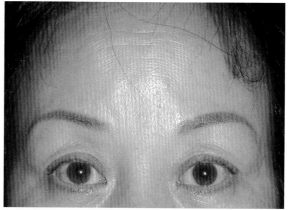

图4-13-1　术前。静息位（上）和最大睁眼位（下）

手术设计

为了增加外侧重睑的宽度，可以进行全切开重睑术，外侧切除皮肤多于内侧。由于患者存在轻度的腱膜性上睑下垂，全切开法术后上睑下垂可能加重。如果应用全切开法，需要在手术时将提肌腱膜固定于睑板。

患者希望将外侧重睑线变宽，在试将眉毛外侧上提扩大外侧重睑时，患者表示满意。由于患者的眉毛位置较高，可行眉外侧提升术。

患者最后选择了上睑提升术，重点切除外侧的皮肤。患者自己画了眉毛，剃除其下方多余的眉毛。上睑提升术切除了标记出的眉下方多出的部分，之后省去了剃除眉毛的时间（图4-13-2）。而且沿画出的眉毛下缘设计切口，术后瘢痕不明显。

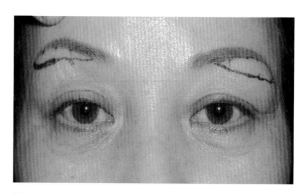

图4-13-2　上睑提升术的设计，沿画出的眉毛下缘切除皮肤

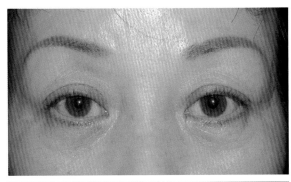

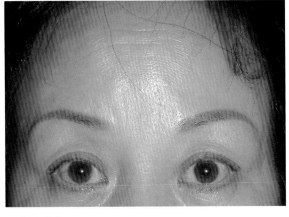

（a）术前

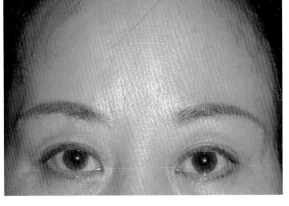

（b）上睑提升术后4个月

图4-13-3　结果

术前告知

● 术中沿标记出的眉下缘切除多余的皮肤。

● 术后肿胀3天，1周后减轻。

● 由于术后眉毛下降，重睑线可能变窄。

● 额纹可能消失。

手术步骤

❶ 以上提眉部后得到较为理想的外侧重睑线形态为标准，设计皮肤切除量。

❷ 沿设计的眉下缘切口切除皮肤和眼轮匝肌，分层缝合眼轮匝肌和皮肤。

结果

　　4个月后，患者的眉部位置下降，重睑宽度整体变窄，但外侧重睑较内侧宽。额纹变浅，上睑凹陷得到改善（图4-13-3）。睁眼时像接受过提肌腱膜前徙术一样变得轻松。患者十分满意。

术后思考

　　重睑术后产生睁眼抵抗的原因尚不明确。埋线重睑术增大了重睑宽度，但也使眼睑变得沉重。切开重睑术还有可能影响睁眼功能。上睑提升术不但没有增加睁眼的抵抗力，还改善了皮肤松弛的状况。许多患者表示，上睑提升术后眼睑变轻，不明原因头痛和肩膀酸痛消失。

患者女性，63岁。希望改善上睑松弛而来院就诊。

患者评估

患者原为单睑，上睑出现3条重睑线。上睑皮肤下垂超过睫毛缘。上睑沿眶上缘存在轻度凹陷，瞳孔距离眉上缘30mm，眉毛上抬（图4-14-1）。

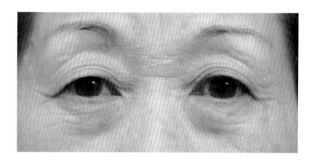

图4-14-1 术前

手术设计

由于患者没有清晰的重睑线，适合接受切开重睑术，形成重睑的同时切除多余的松弛皮肤（图4-14-2）。

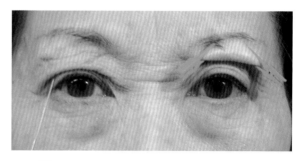

图4-14-2 模拟切除皮肤的全切开法重睑

但是对于一直是单睑的患者，如果做出清晰的重睑外观患者有可能难以适应。而且对于单睑和内双的女性，即使对松弛部位进行了切除，也会使眼神变得严厉（图4-14-3）。

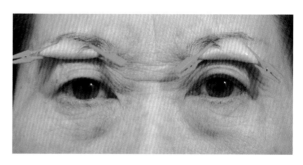

图4-14-3 用微型血管夹夹持上睑皮肤模拟上睑提升术。皮肤松弛产生数条皱纹但没有重睑线

对此可以在靠近睫毛缘处固定重睑线，但这样做眼部会变成内双，因此建议患者切除眉部下方的多余皮肤（图4-14-4）。埋线重睑术和上睑提升术可分别进行，但患者要求1次手术完成，所以同时进行了2种手术。

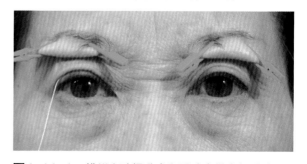

图4-14-4 模拟上睑提升术和重睑术做出细重睑

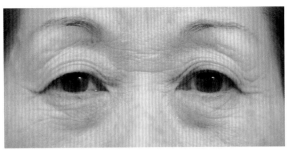
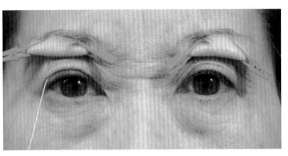
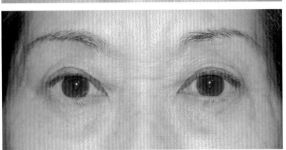

```
a | b
c |
```

（a）术前

（b）模拟上睑提升术和重睑术做出细重睑

（c）上睑提升术联合两针埋线重睑法术后3个月

图4-14-5 结果

术前告知

● 术后7天拆除眉下缘缝线。

● 术后3天内肿胀明显。术后如果没有淤血，7天后肿胀消失。

● 术后3个月手术瘢痕发红，较为明显。

● 由于无法完全预测术后眉毛下降的程度，因此，重睑的宽度和形态可能与模拟时不同。

● 采用埋线法形成的重睑线可能变浅或消失。

手术步骤

❶ 在睫毛缘上方6mm的皮肤处设计重睑线。一边用探钩模拟重睑，一边用手指上提眉毛，确认形成的重睑宽度的同时，设计上睑提升术的皮肤切除范围。由于患者剃除了眉下缘并自行画眉，因此将残留的眉下缘作为皮肤切除的上缘。

❷ 沿设计的重睑线行两针法埋线重睑术。

❸ 沿眉部下方进行局部浸润麻醉，行上睑提升术。

结果

由于重睑部分反折的皮肤质地不厚，形成的重睑清晰。眉毛的位置变低，上睑凹陷变浅。上睑提升术的瘢痕不明显（图4-14-5）。

术后思考

上睑提升术中进行临时缝合后，嘱患者取坐位进行确认十分重要。例如对于本例患者，同时进行埋线重睑时，由于埋线法使得重睑水肿，重睑在视觉上会比最终做出的重睑宽。上睑提升术中进行临时缝合后，如果判断重睑过窄，可追加上睑提升术的皮肤切除量。如果判断重睑过宽，可暂不进行修复而待水肿消退。

在埋线重睑术后2周行上睑提升术是最佳方案，可以进行精准的设计。

患者女性，46岁。上睑沉重倦怠，希望双眼"炯炯有神"，重睑线清晰。

患者评估

5年前，患者曾接受埋线重睑术，但重睑宽度较窄。嘱患者闭眼同时向上牵拉皮肤进行测量，睫毛缘与重睑线距离7mm。右侧中度上睑下垂，左侧轻度上睑下垂。眉上抬严重，上睑凹陷，上睑皮肤质地厚（图4-15-1）。

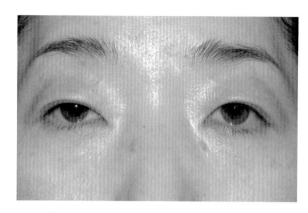

图4-15-1　术前。既往曾行埋线重睑术

手术设计

如果不改变现在的重睑线而行提肌腱膜前徙术，术后中间重睑宽度变窄，但可能出现内双（图4-15-2）。

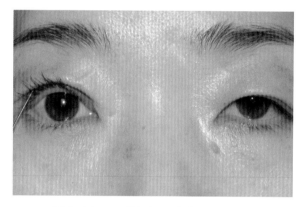

图4-15-2　模拟提肌腱膜前徙术效果

女性内双会使眼神变得严厉。如果重睑线位置升高，同时对重睑线正上方的皮肤进行切除，眉毛侧质地较厚的皮肤于重睑线处发生反折，将形成明显臃肿的重睑（图4-15-3）。

因此在切除眉部正下方的皮肤、行上睑提升术的同时，进行了提肌腱膜前徙术（图4-15-4）。

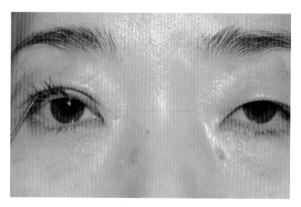

图4-15-3　模拟重睑效果

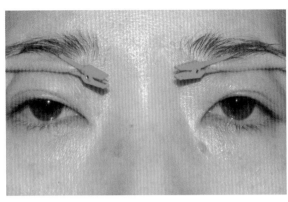
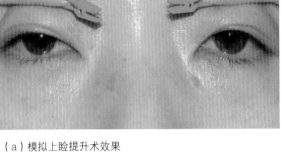

（a）模拟上睑提升术效果

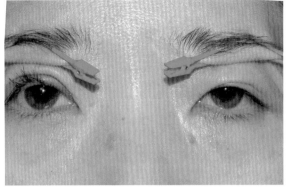

（b）模拟上睑提升术联合提肌腱膜前徙术效果

图4-15-4　模拟上睑提升，以及联合提肌腱膜前徙术效果

术前告知

- 沿眉下缘做切口。
- 术后3个月内手术瘢痕发红明显。
- 术前需请患者进行睁眼幅度和重睑宽度确认以便于在术中进行调节。
- 由于麻醉和肿胀的影响，术后可能发生左右重睑的差异。
- 如有必要，需要在术后3个月进行修复手术。
- 术中会小心保护埋线法中使用的缝线，但是如果术中切断缝线则需重新行埋线重睑术。
- 术后淤血产生的色素沉着3周后可消退。
- 术后1周内肿胀明显。
- 术后2周重睑肿胀逐渐消退。

手术步骤

❶ 设计对眉部下方的皮肤进行切除，切除范围含眉毛下缘2mm以内，不改变原重睑线的位置。

❷ 根据上睑提升术的设计，切除皮肤和眼轮匝肌。沿眼轮匝肌下进行剥离，显露其下方的眶隔，于靠近眶隔下缘处，横向切开眶隔，显露眶隔脂肪。向上推挤眶隔脂肪，确认上睑提肌腱膜和提肌腱膜的移行处（图4-15-5a）。

❸ 沿眼轮匝肌与睑板之间进行剥离，显露睑板前面，去除原埋线法所使用的缝线。

❹ 从角膜中央开始，于中央、内侧和外侧相对应处侧3个点将提肌腱膜前徙固定于睑板上（图4-15-5b）。患者取坐位，确认左右两侧有无睁眼幅度和睑裂形状的差异。

❺ 在原重睑线的位置行两针法埋线重睑术。

❻ 临时固定眉下方皮肤切口，再次确认重睑宽度和睁眼幅度，逐层缝合眉毛下的眼轮匝肌和皮肤。

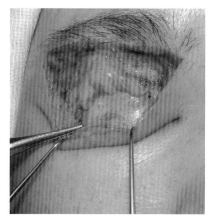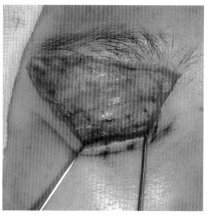

（a）沿上睑提升术的切口展开提肌腱膜　　　（b）将提肌腱膜前徙固定于睑板

图4-15-5　手术方法

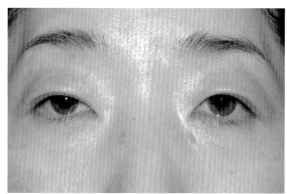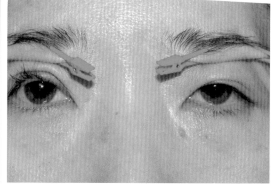

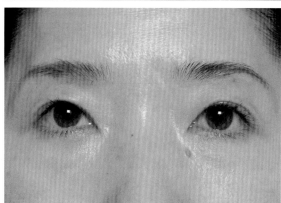

a	b
c	

（a）术前

（b）上睑提升术联合提肌腱膜前徙术的模拟效果

（c）上睑提升术中行提肌腱膜前徙术，并采用埋线法
　　重睑术后4个月

图4-15-6　结果

结果

　　4个月后，上睑下垂得到矫正，睑裂最高点位于中央，无左右睁眼幅度差异。睁眼时的重睑幅度和术前相同，折叠形成重睑的皮肤没有臃肿（图4-15-6）。患者本人满意。

术后思考

　　患者对术后效果总体感到满意，但是对内侧直线型的重睑线表示不满意。为扩大内侧的重睑宽度，需要行上睑提升术追加内侧皮肤的切除，或者行埋线法或切开法提高重睑线的固定位置。

案例16 希望双眼灵动有神

患者女性，39岁。重睑窄，由于上睑臃肿沉重，希望增加重睑宽度，于是来院就诊。

患者评估

患者为开扇型小重睑，给人以上睑沉重的感觉。考虑是皮肤的质地偏厚造成的。睁眼时，睫毛缘覆盖角膜上缘3mm。瞳孔距离眉上缘的高度为25mm，前额较窄（图4-16-1）。

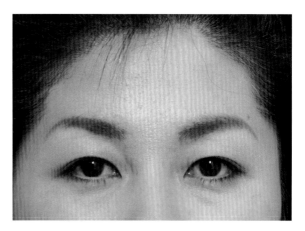

图4-16-1　术前

手术设计

睁眼时眼裂不够大，可增加重睑宽度（图4-16-2），使眼线清晰，便于眼部化妆。

同时，由于患者双眼臃肿沉重，如果行提肌腱膜前徙术会使重睑更加臃肿。患者眉毛的位置适中。

为了保持面部整体的协调性，考虑试行颞部提升术，但是术前行颞部提升术模拟后发现，术后使人看起来过于严厉，不能达到预期效果（图4-16-3）。

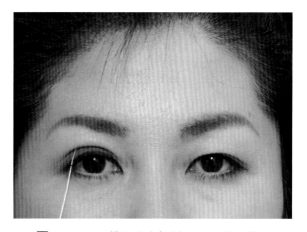

图4-16-2　模拟重睑术增加重睑宽度后效果

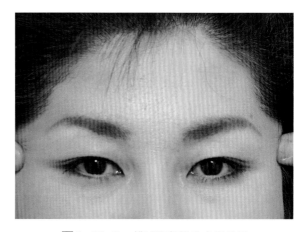

图4-16-3　模拟颞部提升术后效果

眉部位置适中，但是为了改善上睑的沉重感，增加重睑的宽度，可以进行前额上提术，整体上提眉部（图4-16-4）。术后眉位置提高，建议患者剃除眉上缘，于稍下方的位置画眉。

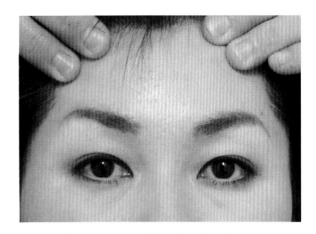

图4-16-4　模拟前额上提术后效果

为了纠正给人留下的昏昏欲睡的感觉，没有进行切开重睑术而是采用了埋线重睑术。由于患者上睑皮肤质地厚，为了减少重睑线消失的可能性，行两针法埋线重睑术（图4-16-5）。同时患者还希望进行颊部的提升（图4-16-6）。

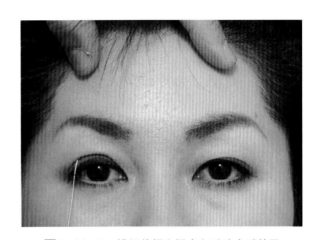

图4-16-5　模拟前额上提术和重睑术后效果

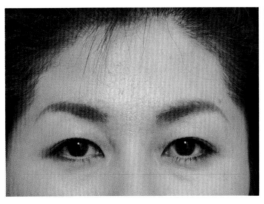

（a）术前

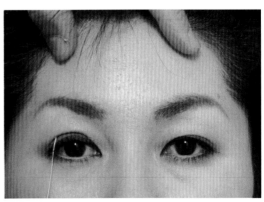

（b）模拟前额上提术和重睑术后效果

图4-16-6　模拟前额上提术和重睑术后效果

术前告知

- 术后上睑的肿胀比前额严重，术后3天可能发生睁眼困难。
- 如果发生淤血，则色素沉着3周后消失，肿胀时间也相对延长。
- 需要在前额发际线后2cm处切开皮肤。
- 切口瘢痕处无毛发生长，切口周围可能发生毛发脱落。
- 毛发多在6个月后再生，也有可能遗留秃发区。
- 前额至头顶部可能发生感觉迟钝，6个月左右可恢复。

手术步骤

❶ 在瞳孔稍外侧处向上引垂线，在垂线和前额发际线后2cm的交点处设计1条长约2cm的纵向切口。在原重睑线上方2mm处设计重睑线。

❷ 为行颊部提升术，采用全身麻醉。

❸ 采用两针法埋线重睑术。

❹ 将含1∶10万肾上腺素的1%利多卡因用生理盐水稀释4倍，在前额至颞部皮下和骨膜上区进行浸润麻醉。

❺ 在颞部切开皮肤，将面部提升的切口从耳轮前缘向上延伸4cm至颞部的毛发内。

❻ 在前额部做1条长约2cm的皮肤切口，在骨膜上对前额、头顶和眶上缘进行剥离。

❼ 在颞区皮肤切口处切开帽状腱膜，沿颞深筋膜浅面，向眶外侧缘和颞线进行剥离，将前额部和颞部的腔隙相连续。从4cm长的颞部切口处直视可看到外侧静脉和眶外侧缘。

❽ 尽可能地将前额部皮肤向后方牵拉，并采用2孔钛板和4mm钛钉固定。

❾ 向后上方牵拉颞部的皮肤切口，并将帽状腱膜缝合固定于颞深筋膜。无须处理眉间的皱眉肌。

❿ 缝合前额部皮肤后，行颊部提升手术。在颊部留置引流装置，前额部无须留置引流装置。

结果

术后1周，眼周无淤血，肿胀不明显（图4-16-7a）。术后2周，前额至眼睑区肿胀完全消失。眉毛给人以位置过高的感觉（图4-16-7b）。术后2个月，眉毛位置较术前高，但并没有位置过高之感。重睑宽度增加，眼线清晰可见。上睑沉重之感得到改善（图4-16-7c）。

术后思考

眉眼距离近给人以轮廓清晰的感觉，而距离远会给人以面部扁平之感。瞳孔与眉上缘的距离参考标准为25mm，但并不能以此作为判断标准。例如本例患者2种手术方法都可以达到预期效果，最终方案需尊重患者本人的意愿。

采用小切口前额上提术时，如果控制上提量，许多患者会发生眉上提不足的情况。因此术中应尽可能用力地进行上提。

> **手术细节** 前额上提术后2～4周，眉部的高度回落至应有的位置。本手术眉部最终高度无法预测。

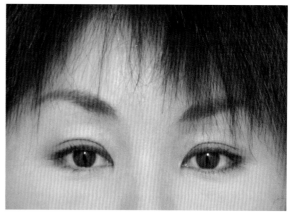

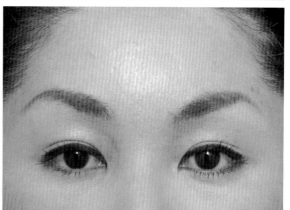

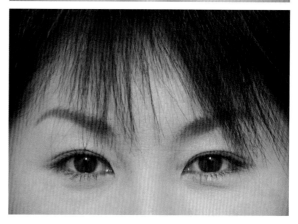

（a）术后1周

（b）术后2周

（c）术后2个月

图4-16-7　结果：前额上提术联合两针法埋线重睑术

案例17 希望去除上睑松弛皮肤和额纹

患者女性，63岁。眼部原为重睑，对上睑的松弛十分在意，且自觉额纹明显，于是来院就诊。

患者评估

患者重睑线变浅且出现多层重睑，内侧重睑非常宽，外侧重睑较窄。

患者存在上睑凹陷的问题。有意识地进行最大睁眼时，睫毛缘上提至角膜上缘下1mm处，自然睁眼时睫毛缘位于角膜上缘下3mm。眉上抬并不严重，但额纹明显。嘱患者闭眼减少眉上抬，额纹变浅，但残留的额纹仍清晰可见（图4-17-1）。

可见眉间的纵向皱纹，下睑皮肤皱纹明显。

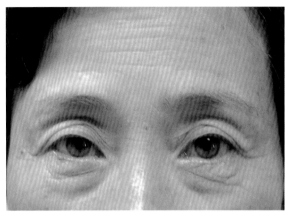

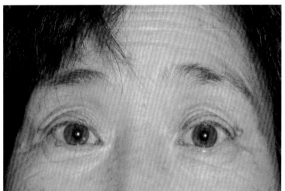

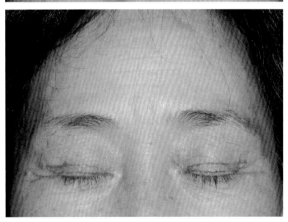

（a）静息位

（b）最大睁眼位

（c）闭眼时，眉毛下降但仍可见前额部横纹。在距离睫毛缘7mm处设计重睑线，预计切除7mm宽的皮肤

图4-17-1　术前

手术设计

由于患者有轻度的上睑下垂，如果行切除上睑皮肤的切开重睑术会加剧上睑下垂。采用上睑提升术可以纠正变浅、变宽的重睑，所以行经皮肤入路的提肌腱膜前徙术。术后眉下降的程度无法预测。如果眉位置没有降低，仅增加重睑宽度，会影响最终手术效果，因此在距离睫毛缘7mm处设计重睑线的同时，应控制皮肤的切除量（图4-17-2）。

闭眼时可见额纹，提肌腱膜前徙术可使眉毛下降，但额纹残留的可能性较大。这是由于上提眉毛的表情运动产生的横纹导致了皮肤的凹陷。因此在进行提肌腱膜前徙术的同时，拟行剥离前额皮下的提升术。由于患者本身额部较宽，因此采用发际线切口。为了改善眉间的纵向皱纹，设计切除皱眉肌。

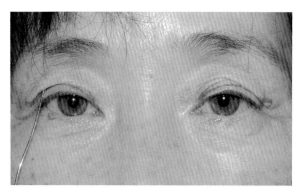

图4-17-2　将探钩置于皮肤切除范围的中间，模拟重睑后的效果

术前告知

- 术后7天拆除上睑和前额发际处的缝线。
- 术后4天内可见上睑肿胀，2周左右消失。
- 发生淤血时将引起色素性改变，3周后逐渐消失。
- 3~4个月时可见术区瘢痕发红。
- 术后3~6个月，前额发际线区瘢痕处毛发可再生，但其间可能因发生毛囊炎而导致局部发红。
- 前额和头顶区可能发生感觉减退或麻木感，6~12个月可自行减轻。
- 可能发生左右两侧重睑宽度或睁眼幅度的差异，必要时3个月后行修复手术。

手术步骤

❶ 采用局部麻醉行提肌腱膜前徙术。

❷ 在距离睫毛缘7mm处设计重睑线，切除其上方7mm宽的皮肤。

❸ 行提肌腱膜前徙术，将上睑提肌腱膜的肌肉腱膜移行区前徙至睑板上缘上方3mm处，使最大睁眼位时睫毛缘可上提至角膜上缘。无须切除眶隔脂肪，缝合皮肤，固定重睑线。

❹ 之后给予静脉麻醉，于前额部注射稀释了4倍的麻醉液。

❺ 在前额发际处切开皮肤，倾斜手术刀切断毛干，沿皮肤与额肌之间剥离至眉毛正上方。

❻ 从眶上神经和滑车上神经间纵向切开额肌，分离并切除皱眉肌。

❼ 彻底止血后，上提发际线处皮肤至眉毛无法上提时的位置，切除多余的皮肤。此时依然倾斜手术刀做出斜向的皮肤断端。

❽ 在皮下留置负压引流装置，分层缝合切口。

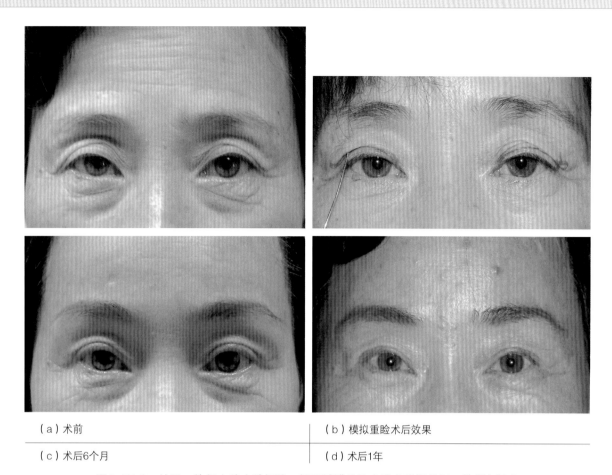

（a）术前	（b）模拟重睑术后效果
（c）术后6个月	（d）术后1年

图4-17-3　结果：施行上睑皮肤切除、提肌腱膜前徙术联合发际线切口前额上提术

结果

术后3天拔除负压引流装置，术后7天拆线。额部的感觉于6周后恢复。睁眼幅度得到改善，较宽的多重重睑变为漂亮的平行型重睑。眉毛位置与术前相比无变化，瞳孔与眉上缘距离30mm。睁眼时额纹不明显，眉间的纵向皱纹减少。上睑凹陷残留，但面容看起来并不疲惫（图4-17-3）。

术后思考

为了改善伴随轻度上睑下垂出现的额纹，行提肌腱膜前徙术抑制额肌的收缩十分有效。但仅仅采用提肌腱膜前徙术，对于已经深入皮肤的皱纹改善不够充分，采用沿皮下进行剥离的前额上提术十分有效。二者联合使用，对于眼周至前额区的上1/3面部区域的年轻化效果良好。

案例18 切开法改善上睑和下睑的松弛1

患者女性，56岁。希望改善臃肿的上睑和松弛的下睑，于是来院就诊。

患者评估

上睑出现2条重睑线，重睑宽度变窄。上睑臃肿沉重，眉上提不严重。下睑眼袋和其下方凹陷明显。下睑覆盖眼袋的皮肤处也有皱纹产生（图4-18-1）。

手术设计

对于上睑，眉毛的位置适中，由于患者希望改善臃肿的上睑，拟行切除多余皮肤的切开重睑术，同时切除眶隔脂肪。

对于下睑，除了眶隔脂肪的膨隆和眶下缘的凹陷处，还应注意皮肤的皱纹，不采用经结膜入路的眶隔脂肪切除，拟行下睑成形术。眶隔脂肪（眼袋）的膨隆非常严重，如果采用眶隔折叠术缩小眼袋有可能改善效果不充分。由于患者的中面部没有明显的凹陷，反而有一定程度的膨隆，因此行眶隔脂肪切除。

术前告知

● 术后5～7天拆除缝线。

● 术后3个月内手术瘢痕发红明显。

● 术后2周重睑肿胀明显。

● 如果球结膜发生水肿，通常3周后可消退。

● 由于下睑受力被牵拉向外侧，眼尾可能一过性被遮盖，但1～3个月时可恢复。

手术步骤

❶ 在距离睫毛缘8mm处设计重睑线，并切除其上方8mm宽的皮肤和眼轮匝肌。

❷ 切开眶隔，切除疝出的眶隔脂肪。将提肌腱膜缝合于皮肤上，固定重睑线。

❸ 在下睑睫毛缘做切口，保护睑板前眼轮匝肌，将肌皮瓣分离至眶下缘。

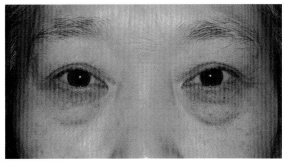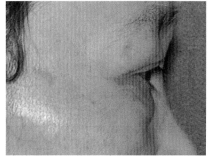

图4-18-1 术前

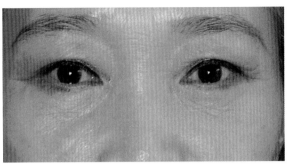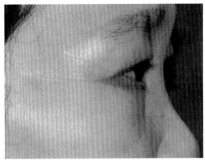

图4-18-2　上睑行切除皮肤的切开法重睑术，下睑行切除眶隔脂肪并上提眼轮匝肌的除皱手术。术后3个月，眉毛降低，上睑臃肿的外观没有得到改善，下睑眼袋缩小但皱纹明显

❹分别于眶隔的内侧和外侧做小切口，切除内侧、中央和外侧疝出的眶隔脂肪。

❺在肌皮瓣的外上缘处，沿眼轮匝肌与皮肤之间进行剥离，形成眼轮匝肌瓣，将眼轮匝肌瓣上提并固定于眶外侧壁。

❻切除多余的皮肤和眼轮匝肌，关闭切口。

结果

3个月后，上睑的重睑线变得清晰。但上睑臃肿没有得到改善。可能是由于重睑反折后，重睑厚度看起来增大造成的。

下睑的眼袋缩小，其下方的凹陷变得不明显。中面部仍残留有一定程度的膨隆。下睑眶隔前部的皮肤处皱纹明显（图4-18-2）。

术后思考

改善上睑的臃肿很困难。像本例患者一样，切除了眶隔脂肪也没能改善外观臃肿的情况很多。

> **手术细节**　导致外观臃肿的原因包括：眶隔脂肪或ROOF膨隆、皮肤和眼轮匝肌肥厚。其中，皮肤和眼轮匝肌肥厚是最重要的原因之一。如果想使其变薄，只有切除眼轮匝肌，但至今尚无以美容为目的行眼轮匝肌切除的经验分享。

患者女性，58岁。希望改善松弛的上睑和下睑，使眼部年轻化，于是来院就诊。

患者评估

患者重睑清晰但外侧重睑变窄。没有睁眼不良，处于正常睁眼和轻度上睑下垂的临界状态。两侧眉毛位置均较低。疲惫时上睑存在凹陷。

下睑存在轻度的眼袋膨隆，可见沿眶下缘的凹陷。睑颊沟明显，可见睑颧沟。下睑皮肤无明显皱纹，中面部凹陷不明显（图4-19-1）。

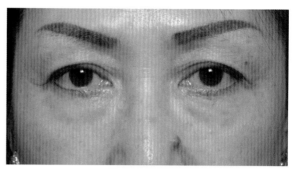
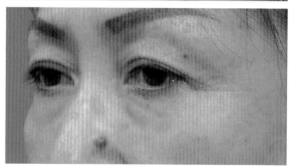

图4-19-1　术前

手术设计

患者希望面容紧致，为了使外侧和中央的重睑变得更宽，拟行切开法重睑术（图4-19-2），但是为了防止上睑下垂加重，应在控制前徙量的前提下将腱膜固定于睑板上。

对于下睑，由于患者在意下睑膨隆，需切除部分眶隔脂肪，同时为了使睑颊沟变浅，行眶隔脂肪重置和眼轮匝肌提升术。

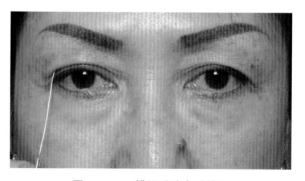

图4-19-2　模拟重睑术后效果

术前告知

- 术后7天拆线。
- 术后2周内上睑肿胀和重睑水肿明显。
- 术后可能出现左右侧重睑线和睁眼幅度的差异。
- 预计术后重睑线会增宽，但是术后由于眉部下垂也可能导致重睑线未加宽。
- 术后可能发生球结膜水肿，对此可使用类固醇药物滴眼。
- 由于下睑受力被牵拉向上，眼尾可能被明显遮盖，一般1～3个月时可自行改善。
- 可能发生下睑外翻。
- 术后3～6个月手术瘢痕发红明显。

手术步骤

❶ 在上睑距离睫毛缘8mm处设计重睑线，切除其上方6mm宽的皮肤。

❷ 显露提肌腱膜，将腱膜固定于睑板上，使提肌腱膜移行处位于睑板上缘上方4mm处。

❸ 不切除上睑的眶隔脂肪，缝合皮肤，固定重睑线。

❹ 在下睑睫毛缘下做切口，小心保护睑板前眼轮匝肌，沿眼轮匝肌深面剥离至眶下缘下方1cm处。在眶下缘水平切开眶隔，切除疝出的眶隔脂肪，将眶隔脂肪和眶隔一起向下牵拉，使其覆盖眶下缘并将其缝合于颧骨骨膜上。

❺ 向上牵拉上提眼轮匝肌，在眶缘骨膜的内侧、中央和外侧进行缝合。

❻ 行外眦固定术，将眼轮匝肌瓣上提固定于眶外侧缘。

❼ 切除多余的皮肤和眼轮匝肌，关闭切口。

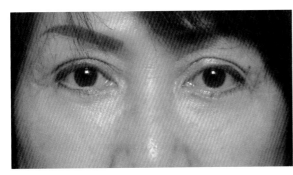 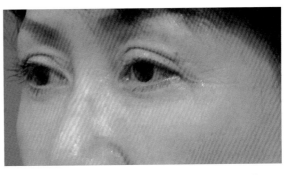

图4-19-3 进行上睑全切开重睑术，下睑重置眶隔脂肪和上提眼轮匝肌的除皱术。术后4个月的结果。将提肌腱膜固定于睑板

结果

　　球结膜水肿持续了4周。4个月后，睁眼得到轻度改善。睑裂最高点位于内侧，重睑宽度整体变宽，眼睛变大的同时给人以温柔的感觉。

　　下睑的眼袋和眶下缘的凹陷减轻。睑板前部残留轻度膨隆，其下方的眼轮匝肌上提使水平方向出现张力，眶下区和下睑的界线变得平滑，在视觉上缩短了下睑纵向长度（图4-19-3）。

术后思考

　　对于上睑下垂程度非常轻微的患者行切开法重睑术时，在控制前徙量的前提下进行提肌腱膜前徙术，术后效果较好。观察本例患者术后的重睑形态，笔者自觉内侧的重睑应更窄一些。

案例20 微创手术改善上睑和下睑的松弛

患者女性，58岁。希望改善上睑和下睑的皮肤松弛，于是来院就诊。患者强烈要求尽可能地缩短恢复期。

患者评估

患者原本为单睑，中央至外侧区皮肤下垂遮盖睫毛缘。睁眼充分，眉毛的位置适中。无眶隔脂肪导致的上睑膨隆，但皮肤质地厚。

下睑眼袋大且膨隆，与眶下区的交界处存在较深的凹陷。皮肤表面可见细纹，呈横向走行，皱纹浅。中面部下垂，靠近下睑的眶下区上部的软组织较薄，形成凹陷（图4-20-1）。

手术设计

如果希望不加深上睑的重睑线、只去除松弛的上睑皮肤，行提升术效果最为自然。如果希望缩小下睑眼袋的同时对中面部进行改善，可以行眶隔脂肪的部分切除和眶隔脂肪重置术，联合中面部提升或中面部填充都可以达到理想的效果。但患者希望尽可能没有恢复期，且拒绝切开术后存在的缝合线。因此上睑只能选择埋线重睑术。由于患者上睑皮肤松弛严重且质地厚，因此拟行两针法埋线重睑术（图4-20-2）。

在下睑采用结膜切口切除眶隔脂肪，缩小眼袋。

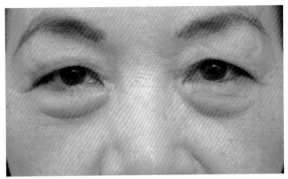
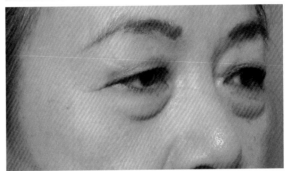
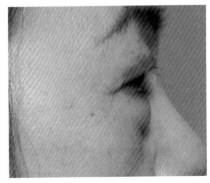

图4-20-1　术前

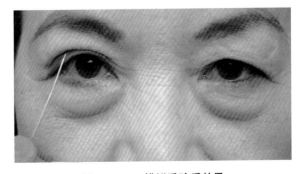

图4-20-2　模拟重睑后效果

术前告知

- 术后上睑肿胀持续3~7天，由于肿胀会使重睑看上去过宽。
- 术后重睑线可能逐渐变浅甚至消失。
- 重睑处可能略显臃肿。
- 术后下睑可能发生肿胀，术后4天可消退。发生淤血时肿胀时间相应延长，淤血引起的色素改变需要3周逐渐消退。
- 下睑眼袋变小，但是下睑皮肤皱纹不能得到改善，甚至有增加皱纹的可能。

手术步骤

❶ 使用探钩进行重睑线的设计，采用两针法埋线重睑术。

❷ 在下睑结膜侧做2cm长的切口，切除内侧、中央和外侧的眶隔脂肪。用手指按压眼球，切除疝出的脂肪。

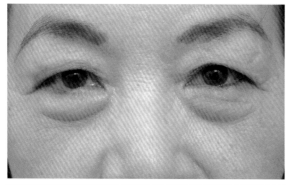

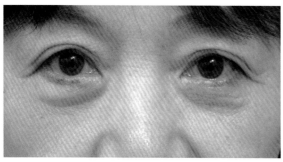

（a）术前
（b）术后3个月

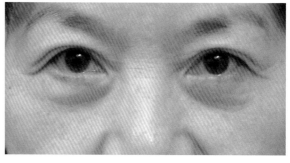

（c）术后6个月

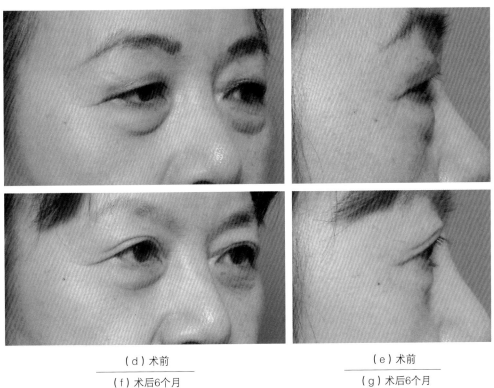

（d）术前
（f）术后6个月

（e）术前
（g）术后6个月

图4-20-3　结果：行两针法埋线重睑术和下睑经结膜眶隔脂肪切除术

结果

　　6个月后，形成的重睑清晰，眼睛从三角形变为圆形。但是由于重睑线至睫毛缘间有堆积的皮肤，睫毛上方被皮肤遮盖，眼线被遮盖（图4-20-3）。

　　下睑的眼袋缩小。原计划切除眶隔脂肪，但即使切除了眶隔脂肪也会有眼袋膨隆残留。注意观察比较术前照片，发现覆盖眼袋下半部分的皮肤细小皱纹增加。中面部至眶下缘的凹陷没有变化，但眼袋变小，凹陷在视觉上变浅。

术后思考

　　对于下睑皮肤出现皱纹、即使是没有张力的患者，采用经结膜入路的眶隔脂肪切除术也可以缩小眼袋，减淡"黑眼圈"，改善"倦怠"的外观。如果使用脂肪或透明质酸注射进行中面部填充，效果更好。对于单睑的患者，即使上睑松弛严重，采用埋线法形成重睑也可以使双眼明亮有神。埋线法的问题在于，重睑线的固定逐渐松弛，重睑可能消失。此时可以再次行埋线法重睑术，也可以行切开重睑术。

案例21 重睑术后出现设计外重睑线需要修复

患者女性，22岁。重睑术后在设计的重睑线上方出现设计外重睑线，使重睑变宽，希望进行修复而来院就诊。

患者评估

患者原本为单睑伴轻度的上睑下垂，于3个月前接受了经皮肤入路的提肌腱膜前徙术。术后7天拆线时，左侧出现设计外重睑线（图4-21-1）。

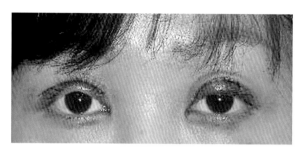

图4-21-1 提肌腱膜前徙术后7天。左侧出现设计外重睑线

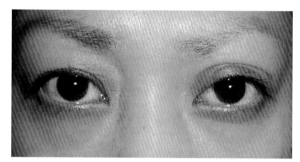

观察3个月后，设计外重睑线没有消失。观察睑裂的纵向宽度，可见左侧睑裂内侧轻度上提不良（图4-21-2）。

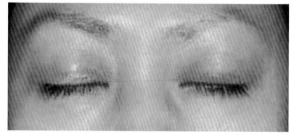

图4-21-2 提肌腱膜前徙术后3个月。切开瘢痕的上方残留设计外重睑线

沿手术瘢痕进行切开，于睑裂内侧行提肌腱膜前徙固定术，扩大睑裂内侧的睁眼幅度。向下牵拉眶隔脂肪，增加其覆盖提肌和腱膜的范围，将其缝合固定于提肌腱膜的固定区（图4-21-3）。

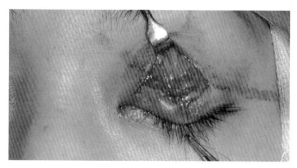

图4-21-3 切开瘢痕（设计重睑线），松解眉毛侧皮瓣与筋膜的粘连，在腱膜前展开眶隔脂肪

将睫毛侧的皮瓣从睑板上剥离，未固定重
睑线，行皮肤缝合。2次手术后设计外重睑线消
失（图4-21-4）。

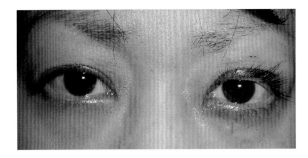

图4-21-4　将睫毛侧的皮瓣从睑板上剥离，无须固定
重睑线，行皮肤缝合。2次手术后设计外重睑线消失

但在术后7天拆线时，设计外重睑线再次出
现。水肿使得重睑变宽，睁眼幅度轻度变小，
但是由于睑裂的内侧和外侧变化幅度相同，考虑
睁眼幅度变小为术后肿胀所致（图4-21-5）。

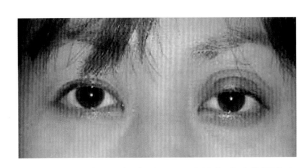

图4-21-5　粘连松解术后7天，设计外重睑线再次出
现。也就是本次手术前外观

手术设计

根据判断本次手术没有必要进行上睑下垂
修复。拟对1周后再次粘连的眉毛侧皮瓣和上睑
提肌进行再次剥离，为防止设计外重睑线再次
出现，将重睑线上提固定。

术前告知

● 从重睑线侧向眉毛侧进行埋线上提固定。

● 行上提术后3天内，眼睑闭合不全严重且有强
烈的不适感，此后逐渐改善。

● 由于夜间眼睑闭合不全使角膜外露，为了保
护角膜需要外涂眼药膏。

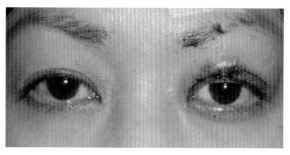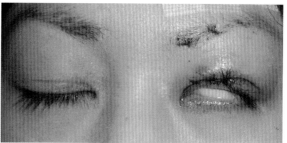

图4-21-6　松解粘连，将重睑线向眉毛侧上提术后即刻。眼睑有4mm的闭合不全

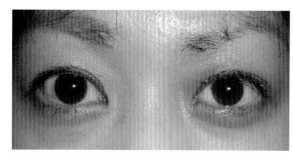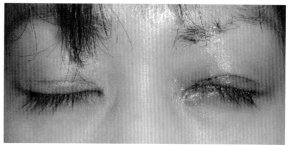

图4-21-7　将重睑线向眉毛侧上提术后1周。仍残留有上提效果，眼睑有1mm的闭合不全

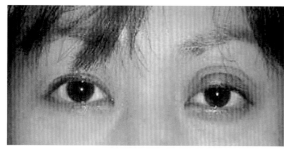

（a）术前　　　　　　　　　　　　　　　（b）术后5个月

图4-21-8　结果

手术步骤

❶ 拆除重睑缝合线，切开切口，上提眉毛侧的皮瓣，显露眶隔脂肪。

❷ 松解上睑提肌与皮肤间的粘连，在睁眼时眉毛侧的皮肤不受牵拉的情况下缝合皮肤。此时，设计外重睑线消失。

❸ 使用7-0双针尼龙线，于角膜的内侧缘和外侧缘处，上提固定重睑线。在距离睫毛缘5mm的睑板结膜侧入针，从重睑线的睫毛侧出针，跨过重睑线从重睑线眉毛侧入针，于眉毛处出针。嘱患者睁眼确认缝合形成的重睑线后，系线打结。闭眼时眼睑也会保持重叠的状态，不会形成设计外重睑线。术后存在4mm的眼睑闭合不全（图4-21-6）。

结果

手术1周后，保留上提埋线，睑闭合不全减少至1mm（图4-21-7）。

拆除上提眉毛的缝线时，眼睑闭合不全消失，设计外重睑线没有再次出现（图4-21-8）。

术后思考

对发生2周以上的设计外重睑线进行修复，有必要松解粘连于设计外重睑线的提肌腱膜和眼轮匝肌，但仅松解粘连有可能再次发生设计线外重睑。本例患者是在再次手术1周前行粘连松解后，设计外重睑线再次出现，因此没有必要再次松解粘连，仅行上提固定术即可矫正。

以笔者的经验，对于术后1周的患者，可行上提固定术进行修复。

> **手术细节** 从经验上来讲，对形成2周以上的设计外重睑线行上提固定术，拆除缝线后1～2周设计外重睑线有可能复发。

参考文献

[1] Barton FEJr, Ha R, Awada M. Fat extrusion and septal reset in patients with the tear trough triad ; A critical appraisal. Plast Reconstr Surg Jun 113 : 2115–2121, 2004.

[2] Carraway JH, Miller JR, Lewis BK. Secondary ptosis correction. Reoperative Aesthetic & Reconstructive Plastic Surgery, edited by Grotting JC, pp363–399, Quality Medical Publishing, Inc. St. Louis, Missouri, 1995.

[3] Flowers RS. Tear trough implants for correction of tear trough deformity. Clin Plast Surg 20 : 403–415, 1993.

[4] 藤井勝善，福田慶三，青山　久ほか：埋没式重瞼術後の眉毛高と瞼裂縦径の変化について．形成外科 46 : 831–836, 2003.

[5] 藤井勝善，福田慶三，青山　久ほか．切開式重瞼術後の眉毛高と瞼裂縦径の変化について．形成外科 46 : 837–843, 2003.

[6] 福田慶三，小泉正樹，加藤剛志．腱膜性眼瞼下垂の治療経験．現代医学 49 : 157–160, 2001.

[7] 福田慶三，藤井勝善．Midface を含めた下眼瞼除皺．形成外科 46 : 157–163, 2003.

[8] 福田慶三，藤井勝善，大口春雄．下眼瞼除皺術 – 眼窩脂肪と眼輪筋の処理．日美外会報 26 : 15–20, 2004.

[9] 福田慶三，藤井勝善，青山　久．腱膜性眼瞼下垂に対する手術．形成外科 48 : 11–21, 2005.

[10] Goldberg RA, Relan A, Hoenig J. Relationship of the eye to the bony orbit, with clinical correlations. Aust N Z J Ophthalmol 27 : 398–403, 1999.

[11] Hamra ST : Frequent facelift sequelae. Hollows eyes and the lateral sweep : Cause and repair. Plast Reconstr Surg 102 : 1655–1667, 1998.

[12] Hamra ST. A study of the long–term effect of malar fat repositioning in face lift surgery ; Short–term success but long–term failure. Plast Reconstr Surg 110 : 940–951, 2002.

[13] Hamra ST. The role of the septal reset in creating a youthful eyelid–cheek complex in facial rejuvenation. Plast Reconstr Surg 113 : 2124–2141, 2004.

[14] 林　寛子，富士森良輔，廣田龍一郎ほか．眉毛下皺取り術の効果．日美外報 25 : 114–118, 2003.

[15] 久保田伸枝．眼瞼下垂．文光堂，東京，2000.

[16] Kushima H, Matsuo K, Yuzuriha S, Kitazawa T, Moriizumi T : The occipitofrontalis muscle is composed of two physiologically and anatomically different muscles separately affecting the positions of the eyebrow and hairline. Br J Plast Surg 58 : 681–687, 2005.

[17] 松尾　清．医学診断 update　憂うつな身体症状の原因；手術で簡単に治る眼瞼下垂症．ナーシング 17 : 90–93, 1997.

[18] Park JI. Z–epicanthoplasty in Asian eyelid. Plast Reconstr Surg 98 : 602–609, 1996.

[19] Park JI. Modified Z–epicanthoplasty in Asian eyelid. Arch Facial Plast Surg 2 : 43–47, 2000.

[20] Pessa JE, Desvigne LD, Lambros VS, Nimerick J, Sugunan B, Zadoo VP. Changes in ocular globe–to–orbital rim position with age ; Implications for aesthetic blepharoplasty of the lower eyelids. Aesthetic Plast Surg 23 : 337–342, 1999.

[21] 坂上達志．眼疾患診療ガイド，眼瞼下垂．眼窩診療プラクティス，p12，文光堂，東京，1997

[22] 宇津木龍一，松尾　清，内沼栄樹．上眼瞼除皺術；適応と術式の選択．形成外科 46 : 129–137, 2003.

[23] Wolfe SA. The subcutaneous forehead lift, revisited. Plast Reconstr Surg 105 : 449–450, 2000.

[24] Yuzuriha S, Matsuo K, Kushima H. An anatomical structure which results in puffiness of the upper eyelid and narrow palpebral fissure in the Mongoloid eye. Br J Plast Surg 53 : 466–472, 2000.